中药学实验教学系列教材

指导委员会

主任 彭代银

委员 许　钒　桂双英　金　涌　陈　浩　年四辉
韩邦兴　王文建　施伶俐　王甫成

编　委　会

主编 桂双英

编委 （按姓氏笔画排序）

马　伟　马世堂　马灵珍　马陶陶　方艳夕
方清影　王　汀　王　茜　王存琴　包淑云
申传濮　任小松　刘　东　刘汉珍　刘劲松
刘超祥　刘耀武　华　芳　安凤霞　年四辉
朱　惠　朱月健　朱富成　汝燕涛　许　燕
闫　攀　何　宁　何宝佳　吴　飞　宋　珏
宋向文　张　伟　张艳华　张晴晴　李　军
李　芳　李丽华　李耀亭　杨青山　沈　悦
陆松侠　陆维丽　陈　浩　陈乃东　陈艳君
周凌云　朋汤义　郑峙澐　施伶俐　查良平
胡婷婷　赵玉姣　郭伟娜　顾晶晶　黄　琪
储姗姗　储晓琴　彭　灿　彭华胜　程　翔
程铭恩　谢　晋　谢冬梅　窦金凤　戴　军

普通高等学校"十三五"省级规划教材
中药学实验教学系列教材

中药炮制学实验

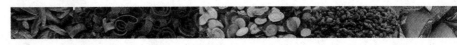

主　审　陆兔林

主　编　金传山

副主编　朱月健　马灵珍　黄　琪

编　委　（按姓氏笔画排序）

马灵珍（亳州职业技术学院）

方艳夕（安徽科技学院）

申传濮（安徽医科大学）

朱月健（安徽济人医药集团普仁中药饮片有限公司）

陆松侠（安徽新华学院）

周凌云（皖南医学院）

金传山（安徽中医药大学）

胡婷婷（亳州学院）

黄　琪（安徽中医药大学）

中国科学技术大学出版社

内 容 简 介

本书为配合中药炮制学理论教学,讲述了中药炮制学传统实验、中药炮制学综合性实验和中药炮制学设计性实验,介绍了中药饮片生产GMP流程与主要设备等,涵盖了中药炮制的大多数工艺,体现了传统炮制技术传承与现代实验研究的有机结合。本书的编写严格按照教学规律,突出重点,精简内容,严谨求实。

本书可供中药学、中药资源、中药制药、中医学、药学及相关专业学生学习使用,也可供各职业类院校相关专业学生及中药生产、研发等工作人员参考。

图书在版编目(CIP)数据

中药炮制学实验/金传山主编.—合肥:中国科学技术大学出版社,2020.1
(中药学实验教学系列教材)
ISBN 978-7-312-04769-5

Ⅰ.中…　Ⅱ.金…　Ⅲ.中药炮制学—实验—高等学校—教材　Ⅳ.R283-33

中国版本图书馆CIP数据核字(2019)第230339号

出版	中国科学技术大学出版社
	安徽省合肥市金寨路96号,230026
	http://press.ustc.edu.cn
	https://zgkxjsdxcbs.tmall.com
印刷	安徽省瑞隆印务有限公司
发行	中国科学技术大学出版社
经销	全国新华书店
开本	710 mm×1000 mm　1/16
印张	6.25
字数	99千
版次	2020年1月第1版
印次	2020年1月第1次印刷
定价	26.00元

序

中药学是实践特色突出的学科门类，坚持以立德树人为根本任务，"科学思维与中医药思维"并重和"传承有特色、创新有基础、服务有能力"是中药学专业人才培养理念与目标。实验教学是中药学专业人才培养的重要组成部分，是实现教学理论与实践紧密结合，培养学生中医药思维、提升创新意识、提高中药技能和综合运用能力的必要手段和不可或缺的主要环节。

实验教材作为实验教学内容与方法的信息载体，是开展实验教学的基本依据，是深入教学改革和保障教学质量的重要基础，也是教学改革和科研成果的固化。教材建设并不是单项行为，在学科、专业、课程、教材一体化体系中，它是人才培养目标实现的重要支撑；同时，教材具有鲜明的与时俱进的时代性，是不同历史阶段保障"为谁培养人""培养什么人""怎么培养人"的核心教学资源。

当前，中医药高等教育正由规模化向内涵式发展转变，安徽中医药大学在四十载中药学专业人才培养实践中，以立德树人为根本，立足"北华佗，南新安"的中医药辉煌历史和种类丰富的中药资源特色，面向地方中医药产业发展需求，持续不断进行教育教学改革，逐步形成了"能识药、能制药、能用药、能评药、能创药"的五种专业能力培养目标，以及具有创新性的应用型高素质中药人才培养模式，并在省内产生了较为广泛的辐射示范效应。但是，与之相应的、与"专业五能"培养相关的实验教材相对缺乏。

因此，本套安徽省规划教材——"中药学实验教学系列教材"的编写具有重要的现实意义。首先，本套系列教材的出版与中药学"专业五能"的培养紧密联系，它囊括了中药学专业核心实验课程教材——《药用植物学显微实验》《中药鉴定学实验》《中药化学实验》《中药药剂学实验》《中药炮制学实验》《生物药剂学与药物动力学实验》，及时满足了新时期"专业五能"实践能力培养的迫切需求；其次，本套系列教材的编写，凝聚了安徽省各高校中药学专业骨干教师的共同智慧和经验,在此过程中各位老师碰撞出了思想火花、凝聚了共识,形成了"老中青"相结合的教学队伍,有力提升了师资队伍水平。最后,本套系列教材强调中药传统技能的传承,培养学生的综合能力与创新思维,融入新的实验方法和技术,为凸显地方特色、培养符合地方实际需求的中药专业人才、巩固安徽中药人才培养改革成果提供有力支撑。

故愿应邀作序,祝愿本系列教材成为打造安徽中药学专业实验教学特色的有力抓手!祝愿中药学人才"专业能力"培养能够立足内涵、面向中药产业和行业取得更大的进步,为安徽中药学专业人才的高质量发展做出贡献!

彭代银

2019 年 12 月

前　言

安徽省普通高等中医药院校中药学类"十三五"规划教材《中药炮制学实验》是在安徽省教育厅 2017 年质量工程项目(No. 2017ghjc141)资助下，围绕安徽省中药学专业人才培养需要，凝练安徽省中药学专业建设与实验课程建设的成果而编写的实验教材。为进一步适应安徽省高等中医药教育发展的需要，全面推进素质教育，培养具有传承中医药文明、具备行业优势的复合型、创新型高等中医药院校中药学类专业人才，本着培养学生中医药思维、独立创新能力的原则，中国科学技术大学出版社委托安徽中医药大学牵头组织安徽省 8 所设有中药学本科专业的中医药院校以及企业的同行专家编写了此规划教材。本书可供安徽省高等中医药院校和综合院校、西医院校的药学类及相关专业学生使用。

中药炮制实验是中药炮制教学过程中的重要环节，是理论联系实际的重要途径。编者结合安徽省中医药类高等学校现有的实验室条件和历年实验教学情况以及全国本科生中药类知识与技能大赛、全国高等职业技术院校中药炮制技能比赛的有关要求，编写了本书。本书在编写过程中，注重教材的实用性、先进性、针对性和地方特色。通过实验教学，一方面使学生掌握中药炮制的基本方法和基本技能，另一方面使学生掌握现代科学研究方法，应用现代科学手段探讨炮制原理，从而加深学生对课堂上所学到的基本理论的理解，进一步为探讨炮制原理、规范工艺、制定饮片质量标准奠定良好的基础。

本书分为总论和各论两部分，总论部分包括炮制实验室的安全要求、炮制用具、实验报告的书写规范等内容。各论部分涵盖了中药炮制的大多数传统炮制工艺，以及综合性与设计性实验。实验的内容体现了传统炮制技术与现代实验研究的有机结合，尤其是传统炮制技术的编写，依据饮片传统炮制工艺，结合大赛的具体要求，将每种炮制工艺进行拆分，以便于把每种饮片的操作流程讲述清楚,进一步体现"训"与"赛"的有机结合。本书的目的在于继承和创新并举,培养学生的传统炮制技能和现代实验技能,为学生未来胜任中药饮片行业的工作奠定基础。

本书的中药炮制学实验总论由金传山、朱月健、黄琪编写,中药炮制学传统实验部分由金传山、方艳夕、马灵珍、黄琪、申传濮、周凌云、胡婷婷、陆松侠编写,中药炮制学综合性实验与设计性实验部分由方艳夕、申传濮、周凌云、胡婷婷、陆松侠编写,中药饮片企业见习部分由金传山编写。全书由金传山、黄琪负责统稿。本书在编写过程中得到了参编院校各级领导的大力支持,在此深表谢意。

近年来,中药炮制学学科发展迅速,科研成果层出不穷,编写过程中难免存在疏漏之处,恳请各院校在使用本教材的过程中,通过教学实践,不断总结经验,并不吝赐教,以便再版时修订提高。

编　者

2019 年 3 月

目　　录

第一章　中药炮制学实验总论

一、中药炮制学实验目的

中药炮制学实验的目的主要有：

（1）通过传统中药炮制方法教学，使学生传承传统中药炮制技艺，掌握传统中药炮制的基本操作和技能，掌握传统炮制过程中影响饮片性状和质量的关键因素。

（2）通过验证性实验，结合现代化学、中药分析学、中药药理学实验方法，使学生掌握部分药物炮制原理及科学内涵，掌握饮片质量分析，生、熟饮片活性研究的基本操作，了解常规仪器的使用方法及操作规程。

（3）通过企业见习或从事饮片生产实践，使学生了解中药炮制产业化、智能化生产加工现状，了解现代饮片生产设备构造、加工方式、加工原理等。

（4）以中医药理论为指导，使学生通过团队协作或独立进行实验设计并加以探究，培养学生的中医药思维和团队协作意识。通过实验过程中的文献检索、设计方案、实验记录、数据整理、论文撰写等环节，培养学生的科研能力、创新能力及创新精神。

二、中药炮制学实验规则

中药炮制学实验的规则主要有：

（1）实验前认真预习实验教材，复习相关理论知识，明确实验目的、要求、方法和操作步骤，预测实验过程中可能出现的情况。

（2）进入实验室时必须穿好实验服，实验开始前需检查实验仪器是否完好，试剂、药品、工具等是否齐全。

（3）指导教师讲解时需认真听讲，明确实验原理、操作方法、注意事项等。严格遵守操作规程，各仪器使用结束后应关闭电源或热源。公共仪器（如抽滤装置、色谱仪等）和试剂（如显色剂、提取溶剂等）应按照实验要求在指定地点使用。

（4）实验中要以严肃认真的科学态度进行操作，认真观察实验现象，记录实验数据，不准随意离岗。实验过程中若有疑问，应及时向指导老师请教。

（5）实验过程中应严格遵守实验室的规章制度及课堂纪律，严禁嬉戏追逐。注意节约，爱护公物，尽力避免破损。实验室的药品、器材、用具以及实验成品，一律不准擅自携带出实验室。

（6）实验结束后需撰写及提交实验报告。实验报告应该以相应的规定、规范撰写，综合性实验报告建议按论文格式书写。实验报告应对实验过程中的异常现象、异常数据着重分析，查找原因，并讨论实验过程中的心得体会。

（7）实验完成后应及时整理实验物品和仪器，关闭热源及水、电、门、窗，实验室整理干净后，经指导教师同意后方能离开。

三、中药炮制实验室的安全要求和注意事项

1. 安全要求

（1）进实验室前应熟悉实验室及周围环境，了解水阀、煤气阀、电闸、灭火器、安全门的位置。进入实验室时必须穿实验服，不得穿凉鞋、高跟鞋或拖鞋；留长发者应扎头发。

（2）严禁在实验室内吸烟或吃喝东西。

（3）实验进行时，不得随便离开岗位，要密切注意实验的进展情况。

（4）做实验时应打开门窗或换气设备，保持室内空气流通。配制易挥发、有刺激性气味的试剂应在通风橱内进行。

（5）使用电器时，首先检查有无漏电现象，不要用湿的手或其他器具接触电器，谨防触电。实验结束后，应将电源切断。

（6）使用电炉时应垫放隔热板（大理石板），以免加热后温度过高损坏台面。加热后的炒锅、扣锅等用具禁止直接放在台面上。炒制后的饮片应放在托盘或瓷盘内统一回收。

（7）需要使用循环冷却水的实验，要随时监测实验进程，禁止随意走动或离岗，以免因水压降低或停水发生事故。实验过程中应控制冷凝水的流量，不宜过大或过小。

（8）实验所产生的化学废液、药材残渣、空试剂瓶要统一处理，分类回收。严禁将酸、碱、有机试剂等倒入下水道。

（9）进行有毒的药物炮制时可根据实验情况采取必要的安全措施，如戴防护眼镜、面罩或橡胶手套等。炮制毒性药材的辅料应统一回收处理，严禁再次用于其他药物炮制。

（10）强酸、强碱、有机试剂的取用、配制时应采取防护措施。如不慎溅到皮肤或眼睛，应立即用水冲洗，然后用5%碳酸氢钠溶液（酸腐蚀时使用）或5%硼酸溶液（碱腐蚀时使用）冲洗，最后用水冲洗，必要时需就医治疗。

（11）易燃、易爆、剧毒化学试剂和高压气瓶要严格按有关规定领用、存放、保管。易燃溶剂加热时，必须在水浴或沙浴中进行。

（12）最后离开实验室的人员应检查水阀、电闸、煤气阀、门、窗等是否关闭，确定关闭后方可离开。

2. 注意事项

（1）实验前认真阅读实验指导，明确实验目的和操作步骤，预测在实验各步骤中可能出现的情况。

（2）实验前清点实验用具，需用水浴加热时，可提前开启水浴锅，以利于实验进行。

（3）使用天平前应进行调零。饮片生品在炮制前应适量取用，炒制饮片时，翻炒力度应适宜，防止将饮片炒出锅外。

（4）炮制品应按规定上交，经指导老师检查性状符合要求后统一回收。

（5）炮制所用的固体辅料应分类处理回收。

（6）加热后的器具、药物需冷却至室温后再进行后续实验操作。

（7）现代实验部分应按相应的实验室的有关规定进行。

（8）实验结束后整理好实验器材，清洗实验器具，整理实验台面。

四、实验报告的书写与实验记录规范

（1）实验报告一般包括以下内容：实验姓名、实验者年级、实验者专业、实验者学号、实验日期、实验内容、实验目的、实验材料与器具、实验步骤、实验结果（成品性状）、心得体会、指导教师评价等。

（2）实验报告建议使用蓝色或黑色字迹的钢笔或签字笔书写，要求字迹工整，需涂改处应画横线，不得涂黑。

（3）实验报告应如实记录实验过程、实验现象、实验数据。对异常现象、异常数据要进行合理的讨论，分析产生异常现象可能的原因。同时应结合所学的理论知识和实验技能，讨论自己的心得体会，做出科学性结论，同时提出自己的见解和存在的问题。

（4）实验报告必须做到及时上交、数据真实、内容完整，严禁抄袭和杜撰。

中药炮制学传统实验报告及中药炮制学综合性实验报告的内容与格式要求见表1.1、表1.2。

五、中药炮制常用的传统工具和现代设备

中药炮制工作是一种复杂的科学技术工作，操作方法很多，应用的工具也是多种多样。这些传统工具、设备在手工作坊时期，为保证饮片的质量起到了重要的作用，其中有些传统工具至今仍在使用，尤其是在小剂量、临方炮制时有着广泛的应用。因此，工具的选择、准备是炮制工作中的一项重要内容，为此，现将工具及应用范围分述如下。

（一）中药炮制常用的传统工具

1. 净制工具

（1）药筛：用于筛选药物，进行大小分档，或除去药物中的碎屑、沙土，以及炒药后的辅料等。药筛的孔眼大小有多种规格，如菊花筛、延胡索筛、中眼筛、紧眼筛等。药筛的编织材质有许多种，如竹编、马尾编、绢丝编、铜编、钢丝编等。

表 1.1　中药炮制学传统实验报告格式

姓名：　　　　年级：　　　　专业：　　　　学号：　　　　日期：
一、实验内容
二、实验目的
三、实验材料与器具
四、实验步骤
五、实验结果（成品性状）
六、心得体会
七、指导教师评价
指导教师签名：
年　月　日

表 1.2　中药炮制学综合性实验报告格式（实验性论文格式）

实验名称

姓名：　　　　年级：　　　　专业：　　　　学号：　　　　日期：

摘要
目的：××××
方法：××××
结果：××××
结论：××××

前言
　　交代目前炮制方法的研究现状及所开展实验的目的。
1. 仪器与材料
　　描述实验过程中所用的仪器、药材、试剂、实验动物等。应列出仪器型号，药材的种属，试剂，实验动物的生产厂家、批号等。
2. 方法与结果
　　实验过程中用到的具体实验方法，以图、表等方式展示实验结果，必要时应进行数理统计并加以分析。
3. 结论与讨论
　　对实验结果进行客观化的描述与总结，对所取得的实验结果加以分析讨论，提出自己的观点。
4. 参考文献
　　列举文中所引用的主要参考文献，参考文献格式按有关要求书写。

指导教师评价：

　　　　　　　　　　　　　　　　　　　　　　　　　指导教师签名：

　　　　　　　　　　　　　　　　　　　　　　　　　　　年　月　日

（2）剪刀、镊子、小刀等。这些工具常用于挑选、净制药材。

（3）竹茹刀：竹茹刀刀形狭长微弯，具有双柄，上方为刀背，下方为刀口，长约 40 cm，宽约 10 cm，专为刮取竹茹之用。

（4）龟刮板：龟刮板呈扁平条状，前端较阔，约 5 cm，翘起呈钩形，有薄刀口，专为刮龟板或其他骨类药物的皮肉筋膜之用。

（5）闸钳：闸钳亦称铡剪，状如铡刀，刀厚而坚，形狭长，前端与下面垫条相连，供钳破坚硬药物之用。

此外，传统的净制工具还有簸箕、刷子、风车、箩等。

2．碾捣工具

（1）乳钵（研钵）：乳钵为研磨药物所用的工具，用于制取细粉，也可用于水飞、乳化等。乳钵大多为粗瓷制品，亦有石材、玉石、玛瑙等材质的，配有槌棒。乳钵大小不一，大号的直径为 50 cm，深约 17 cm，一般备有钵架；普通用直径为 27 cm，深 10 cm 或直径为 23 cm，深 10 cm 的乳钵；中号的直径为 18 cm，深 6.7 cm；小号的直径为 15 cm，深 4.3 cm 或直径为 10 cm，深 3.3 cm。

（2）冲钵：俗称铜冲筒、铜药冲、铜冲、铜杵，包括冲筒及杵槌两部分。冲筒是铜制圆筒，高 23～26 cm，直径为 10～14 cm，上有盖，盖顶有圆孔，杵槌由此穿过，可防止药物飞溅。适用于配方或少量捣杵药物，以熟铜制品为佳，生铜制品易破碎脱底。

（3）铁研船：俗称铁研槽、铁船、研槽，多用生铁铸成，分研槽、研盘两部分。研槽形状如船，可大可小，一般长 1 m、中部宽约 20 cm 的较适宜踏研。研盘在研船（槽）中以人力消研滚动时兼具截切、轧压和研磨等作用。铁研船占地少，单人即可操作，粉碎度较细，是一种传统的以人力为主粉碎药物的常用工具，对于小作坊生产十分实用。

（4）石磨、石碾：粉碎药物的工具，也可在除去果壳、木心等时使用。现在多用电动石磨碾药。

（5）石臼：用粗糙的大石块凿成，呈方形或圆形，中有凹窝。大型的多用脚踏，系将石臼固定于一处，装置踏板一块，踏板前端正对石臼处，装一石杵，利用杠杆原理，撞击药物。小型的可用手舂，只需石臼和杵，不用木架等设备，适用于少量药物的粉碎。

(6) 磨池：由粗石凿成，形如砚台，长 27～34 cm，宽 11～14 cm，厚 6.7～10 cm，四方平整，上面略凹，前端中部有突出的小嘴，可流药汁。适用于水磨药物。

3. 切制工具

(1) 切药刀：切药刀分刀身、刀床、刀脑三部分。刀身即刀片，又称刀叶子，刀身略呈长方形，后上端竖立刀柄，稍向前弯，前下端有小角微突出（俗称刀鼻），上开一小孔，与刀床前端的刀脑相联合，组成铡刀状，是切制饮片的主要工具。简单的切药刀也有直接用片刀的。切药刀一般带有几种附件，即竹把子、刀撮子、竹簸箕、磨刀石等。此外还有竹刀、瓷片刀等，用于忌铁器药物去皮、去核、去瓤的处理。

(2) 蟹爪钳（扁夹钳、槟榔钳）：蟹爪钳由具有弹性的薄铁皮制成，上下对折，前端部有锯齿形咬口，宽为 3～4 cm，长约 16 cm，为切药时钳夹药物所用，如钳夹制槟榔、青皮、山楂、泽泻等团块状的药物时。

(3) 枳壳钳：枳壳钳形如铡刀，上下均为扁平阔厚的铁板，长约 35 cm，宽 6～7 cm，两层对合面刻有斜形纵横交叉纹，下层前后端钉脚将钳固定在宽厚的木座上。钳的上层后端有木柄，前端有鼻，与下层的前端相连接，一般用于压扁枳壳一类的药物。

(4) 锵刀：锵刀系在一块长 50 cm、宽 6～7 cm、厚 3～4 cm 的木条上，相隔 1.5 cm，装置高 3～4 cm，宽度与木条宽度相同之刀片约 20 个。使用时药料在锵刀上擦动，即可锵成薄片。一般用于粉碎动物角类或质地坚硬的药材，如水牛角、沉香之类。

此外，传统切制工具还有铁锉、斧子、刨刀等。

4. 炮炙设备及工具

(1) 炒药锅、炒药灶：炒药锅常用的有两种。一种是有耳的锅，口径较小，约 50 cm，供炒、煅少量药物使用，适用于灶台或大风炉上，比较方便灵活。另一种是无耳的平口锅，口径较大，为 66～100 cm，供炒、煮、炮、煅、炙、蒸、煨、焙使用，多置于固定灶台上。炒药锅有平放、斜放两种。南方一般习惯用平锅，药物接触锅面大，受热均匀；北方多用斜锅，药料常堆聚在锅的下方，受热不均，但翻炒、盛取药物比较便利。可用煤火或炭火作为热源炒药，如斜面灶；现代炒少量药多用电、煤气、液化气等加热源。

（2）煅药罐：煅药罐有阳城罐、铁汤罐等。阳城罐（以山西省阳城的陶罐著名而得名），俗称嘟噜，为陶制圆筒状罐子，中部膨大，口部与底部略小，阳城罐有大小数种，可根据需要选择。铁汤罐上部呈圆筒状，下部较狭，直径为16～34 cm，深度为26～50 cm，适用于煅制容易爆碎的药物。煅药时常备铁钩，系铁制细圆杆，前端弯曲，成一双钩，用于钩提煅药罐或翻动药物。

（3）木蒸甑：呈圆筒形，上面有盖，底部有屉，用以置锅上蒸制药物。

此外，传统炮炙设备及工具还有铲子、笤帚、平炒锅、斜炒锅、炖罐、铜盆等。

5. 干燥设备

（1）木烘箱、木烘桶：用于熏蒸药物，以防霉杀虫。

（2）烘炕、烘房：用于干燥药材和饮片。传统多用于木炭火加热，药物直接置于砖砌炕上进行干燥，尤其在阴雨、潮湿季节或者不能用晒法干燥的药材和饮片多用此法。也可在整个房间中加装回形散热铁管或火墙，药物置于药架上，使整个房间成为烘房来干燥药材和饮片。

（3）泛丸匾、竹匾：用于盛装药物摊晾进行干燥，还可用作拌衣、泛制水丸等。

此外，传统干燥设备还有晾台、竹扁、苇席、火坑（坑干）等。

（二）现代中药炮制主产设备

相对于传统中药炮制设备和技术，现代新型加工炮制设备具备生产效率高、稳定性强、节省人力以及安全等优势，其采用的新能源包括煤炭、燃油、电力等逐步取代了木柴、煤炭，以及自动化操作等也逐步取代传统手工操作，为中药炮制发展的重要方向。现代的炮制加工设备主要包括净制设备、清洗设备、切制设备、干燥设备、炒制设备等。

1. 净制设备

由于中药材品种多样，且专属性较强，因此根据其各自属性和工作原理静制设备主要分为风选机、磁选机、去石机、脱壳机、筛选机等。

（1）风选机：利用药材与杂质的比重不同，通过风力进行分离，一般传统簸箕、扬簸等均是用风选除杂，现代能够通过调节风力的大小，使其适用性增加，如变频式风选机等。该机通过调节风力的大小，将自动上料口送来的如苏子、芥子、菟丝子等药材杂质去除，主要用于根及根茎、果实、种子类药材的净选，且具有较强的生产力和适用性，省时省力。

（2）磁选机：利用磁铁吸附的作用，将混入药材中的铁钉、铁丝等杂质去除，该机是在药材运输的过程中，使铁质杂质被吸附，从而净制药材。

（3）去石机：利用药材与石子的密度不同，通过气流悬浮差别进行分离。传统采用簸箕等方式去除，去石机通过调节气流大小和筛面倾斜度，能够满足多种药材的需求。该机主要适用于果实种子类药材的净选。

传统挑选是采用人工手选的方式，将药材中的杂质去除，目前挑选的机械设备主要分为挑选输送机和色选机两种。挑选输送机是结合人工，将药材均匀运输于工人面前，减少了传统手工倾倒和摊匀等操作，大大提高了生产效率。色选机主要是利用光电色差原理，通过调节色差，自动分离色差较大或者片形不统一的药材，该机自动化程度较高，生产效率较强，主要适用于药材的精选分离和除杂。

（4）脱壳机：用于具有坚硬果核的桃仁、杏仁、郁李仁等以种子为药用部位的药材以及山茱萸等以果肉为药用部位的药材去除坚硬果核。脱壳机根据工作原理主要分为滚筒式脱壳机以及滚筒式去核机。滚筒式脱壳机是通过内部纹板与转子之间的挤压，破碎外部果核，通过调节其间隙，适用于多种药材。该机工作强度较大，工作效率高。滚筒式去核机也是通过内部纹板锭子与转子挤压，挤出果核，然后通过筛子振动使果核与果肉分离。该机专属性较强，生产能力较强，但相较于传统人工去核，其完整性相对较差。

（5）筛选机：根据药材或者饮片的大小不同，通过调节筛孔直径，以达到去除杂质和分级的目的。传统的箩等也是运用该原理，但生产效率较低。目前筛选机根据振动方式主要分为直线振动筛选机和圆振筛。直线振动筛选机使物料上抛，同时直线向前运动，通过筛孔直径大小分离杂质或者将其分为不同的等级；圆振筛是使药材与杂质产生较大的离心力，在抛动的过程中，通过筛孔分离杂质。相对于传统过筛手段，现代筛选机工作效率高，且根据药材或饮片大小更换不同孔径的筛子，能够适用于较多品种的药材，但由于其在使用时会受灰尘起落等因素影响，仍需要不断改进。

2. 清洗设备

中药炮制设备根据清洗原理主要分为洗药池、滚筒式清洗机、传送式高压清洗机、干式表皮清洗机等。

(1) 洗药池:主要是对药材进行漂洗、淘洗等,该方法需要长时间的清洗,如蝉蜕,将药材置于水中搅拌,然后使其漂浮于水面,等待内部泥沙逐渐沉淀,使用洗药池对药材进行清洗时,需要控制好清洗时间,既要确保其能够清洗完全,又不能使其浸泡过度。

(2) 滚筒式清洗机:该类机型较多,基本工作原理是使药材从内螺导板逐步移向出口的过程中被冲洗洁净,根据冲洗方式又可分为高压式喷淋、鼓泡式清洗、毛刷式清洗等,该类机械适用性较强,可以通过调节滚动速度以及水压实现大宗药材的清洗。相对于传统清洗方式,该机劳动强度低,场地污染小,用水少,甚至可实现循环用水。

(3) 传送式高压清洗机:该类机型主要是在药材运送过程中,通过高压喷水的原理对其进行清洗,而运输传送带又能分为数个阶梯方式,使药材在下落的过程中能够翻转,便于高效的清洗。

(4) 干式表皮清洗机:该类机型是通过物料与阻挡物摩擦或自身摩擦等方式,去除表面附着的杂质,这类机型不用水,减少了药物主要成分的流失,通过调节转动速度以及阻挡物大小,实现对药材的清洗,但需要注意控制摩擦时间,以避免摩擦造成药材的损耗以及外观的完整性。

3. 切制设备

传统中药饮片的切制主要为手工切制,且切制的饮片片型精美,并形成了各自特色,但由于生产实际的需要,机械切制设备也在不断更新。目前切制设备根据工作原理主要分为往复式切药机、旋转式切药机、粉碎破碎机等。

(1) 往复式切药机:主要包括剁刀式切药机、直线往复式切药机、平面往复式切药机。

① 剁刀式切药机:主要采用金属履带挤压物料,并送至切药口,该类设备使用性较高,性能稳定,但由于切制过程中异形片较多,目前主要用于草药类、皮类、根茎类药材等。

② 直线往复式切药机:该机采用橡胶塑料履带,能够适应药材的直径自动

调节,直线运动的切刀在输送带上切制药材,该类机型切制的药材相对铡刀式异形片较少,片形较优美,且操作方便,便于清洗等。

③ 平面往复式切药机:该类机型采用汽缸固定物料,工作时,平面上的刀片能够进行往复式切制。该机稳定性好、效率高,且切制的片形较好、损耗低,适用于团块状的根茎类以及果实等药材的切制。

(2) 旋转式切药机:主要包括刀片旋转式和物料旋转式,也即转盘式切药机和旋料式切药机。

① 转盘式切药机:该机刀盘绕水平轴旋转,物料由金属履带送往刀口,可通过调节刀片以及速率等控制片型厚度。该机生产能力较高,且片型较优,可通过调节刀盘与履带角度来切制瓜子片、柳叶片等。

② 旋料式切药机:该机的工作原理是物料在离心力的作用下滑向外缘刀片,进而被切制成片,该机的切制力主要为离心力,其与药材自身重量成正比,主要适用于团块状药材的切制,且片型好,但产能相对较低。

(3) 粉碎破碎机:主要适用于需要打粉或打粒类药材,如三七、石决明、珍珠母、龙骨等药材,该机主要是机械强制破碎,刀盘下面安装可调试孔径大小的筛网,可通过调节筛网孔径大小来控制打粉粒度。

4. 干燥设备

传统干燥主要采用日晒、阴干、炕房、火炕等,生产效率较低,且对气候具有较强的依赖性,目前已经有较多类型的先进烘干设备,根据干燥原理主要分为燃煤式烘干设备、电热烘干设备、蒸汽加热烘干设备、真空(减压)干燥设备、冷冻干燥设备、红外干燥设备、微波干燥设备等。

(1) 燃煤式烘干设备:该类设备主要通过在燃烧室内燃烧煤炭,加热空气,然后热风进入干燥室内,由鼓风机作用使热空气循环对流,进而实现药材干燥。该法类似于传统炕房,但密封性能较强,且热空气循环利用,大大节省了资源,但由于煤炭内多含有硫,因此目前正逐步减少其应用。

(2) 电热烘干设备:该类设备同样也是采用加热空气的方法,但由电阻加热管取代燃烧室,主要由加热器、气流调节器、鼓风设施以及隔板架子等组成。该类干燥设备,由于由电阻加热,能够自动调控温度及设定温度,性能相对稳定,且无污染,设备体积可大可小,应用频率较高。

（3）蒸汽加热烘干设备：该类机型主要采用蒸汽排管加热的方式,根据蒸汽排管的安放位置主要分为三种：第一种是将蒸汽排管安装于设备底层,热空气自下而上；第二种是将蒸汽排管安装于设备两侧；第三种是将蒸汽排管安装于每层隔板上。该类烘干设备能够通过调节蒸汽量来控制内部温度,利于自动化控温控湿操作。

（4）真空（减压）干燥设备：该类设备通过降低设备内部压力,甚至抽真空,降低水的沸点,以加快药材的干燥速度,同时也能够在低温环境中快速干燥,利于药材质量的稳定,但由于其价格较高,且对密封性能要求也较高,所以主要用于热敏感度较高的药材、贵细药材或科研实验等。

（5）冷冻干燥设备：该类设备主要是指药材在低温低压的条件下,利用水的升华性能,直接从冰态升华为气态,主要适用于性质不稳定的药材的干燥。由于其价格较高,而干燥生产能力相对较低,主要用于珍贵药材和科研实验等。

（6）红外干燥设备：该类设备主要采用红外线加热药材,该法干燥温度较高,平均温度能达到 200 ℃,干燥速度较快,且由于红外线是辐射热,不需要空气传导,该法主要适用于性能稳定、不易受高温破坏的药材的干燥。

（7）微波干燥设备：主要是利用微波进行干燥,由于微波干燥引起物料整体分子共振加热,因此加热速度较快,对药材性状影响较大,且由于高温对药材的影响目前还没有确定的研究,因此该法主要用于科研实验。

5. 炒制设备

炒制一般采用新型变速电机,分为慢速、中速、快速以及反转快速（用于出料）四种,同时能够调控武火、文火,适用于不同药物的炒制,且质量稳定性高,根据所用能源主要分为燃煤式炒药机、燃气式炒药机、电加热型炒药机、电磁式炒药机。

（1）燃煤式炒药机：主要以煤炭为燃料,是第一代炒药机,为中药饮片产业的规模化打下了一定的基础,但由于其污染性较强等原因,目前逐步被取代。

（2）燃气式炒药机：以天然气为燃料,其作为燃煤式炒药机更替的一个替代品,也即是对传统炒药机的改造,其燃料不同,降低了空气污染。

（3）电加热型炒药机：通过电发热元件升温使锅体导热,与第一代燃煤式和燃气式炒药机相比,其能够利用电子控制器显示锅体温度,并使温度保持在相对稳定的范围,便于控制炮制过程的稳定性,且适用于其他不同品种药材的工艺优化,但相比于燃煤式炒药机,其升温速度相对较慢,需要提前预热。

(4)电磁式炒药机:与电加热型炒药机比,其加热方式不同,能够对锅体进行全方位加热,使锅体受热更加均匀,同样能够控制温度,使之量化控制,只是相对价格较高。

6. 蒸制设备

该系列设备通过夹层蒸汽加热,使锅体导热,与传统采用木柴等蒸煮锅相比,该设备加热快,且无污染,以不锈钢为锅体也避免了其在蒸煮过程中与药材相互作用,使药材的品质和加工效率得到提高,同时该锅还配有揭盖杠杆,夹层装有安全放气孔和电控出料装置,便于操作,安全、省时、省力。

大型蒸笼直接采用蒸汽进行加热,且容积较大,密封性能较好,采用电动装置便于人工操控,相比于传统节制设备,其生产效率高,生产能力大,大型蒸笼能够不间断蒸制,因此对于蒸制品种,在符合传统炮制原理的基础上,还需要改善炮制工艺,使其在提高品质的同时也提高生产效率。

7. 煅制设备

一般需要明煅的品种可以通过滚筒式炒药机进行煅制,需要暗煅的品种可以通过电热煅药机进行炮制,该机相比于炒药机锅体较厚,且增加锅盖,但不能旋转,一般为电加热方式,该锅能够用于药材的明煅和暗煅,适用于常用药材的煅制。相比于传统煅药设备,电热煅药机温度高,保温性能好,能有效缩短操作时间,降低劳动强度,操作简单且易于清理。

8. 脱皮机

脱皮机模仿手工脱皮方式,待杏仁、桃仁等经过热水处理后,利用摩擦力作用使种皮与种仁相分离,由于机械运动中的碰撞因素,部分成品会破碎,但相比于传统手工去皮,使用脱皮机使生产效率得到较大的提高。在该过程中需要注意热水处理的时间不能过长,否则易出现种仁油粒颜色变红加深,影响品质。

9. 粉碎设备

粉碎设备根据粉碎方式分为以下几种:以撞击为主的粉碎设备,主要包括球磨机、锤击式粉碎机、柴田式粉碎机、高速回转球磨机、乳钵研磨机、冲钵、粉碎机、粗碎机、高效粉碎机等;以锉削为主的粉碎设备,主要有羚羊角粉碎机;不同作用力的粉碎设备,主要有万能粉碎机。

第二章　中药炮制学传统实验

实验一　切　　制

【实验目的】

(1) 了解饮片切制的目的和意义。

(2) 掌握饮片切制的操作方法、注意事项和成品规格。

【实验项目】

槟榔、白芍、甘草、黄芪。

【实验器材】

不锈钢桶、不锈钢托盘、切药刀、电动切药机、烘箱、塑料袋、纱布。

【方法与步骤】

(1) 槟榔:取原药材,除去杂质,洗净,浸润软化,润透,切薄片,干燥,放凉,筛去碎屑。

(2) 白芍:取原药材,除去杂质,大小分档,洗净,浸润软化,润透,切薄片,干燥,放凉,筛去碎屑。

(3) 甘草:取原药材,除去杂质,洗净,润透,切厚片,干燥,放凉,筛去碎屑。

(4) 黄芪:取原药材,除去杂质,洗净,润透,切斜片,干燥,放凉,筛去碎屑。

【成品性状】

（1）白芍：类圆形薄片，表面呈淡棕红色或类白色，平滑，切面呈类白色或微带棕红色，形成层环明显，可见稍隆起的筋脉纹呈放射状排列。气微，味酸、微苦。

（2）槟榔：类圆形薄片，切面可见棕色种皮与白色胚乳相间的大理石样花纹。气微，味涩、微苦。

（3）甘草：类圆形或椭圆形厚片，表面呈黄白色，中间有明显的棕色形成层环纹及射线，习称"菊花心"，纤维粉性，周边呈棕红色、棕色或灰棕色，粗糙，具纵皱纹，气微，味甜微苦。

（4）黄芪：类圆形或椭圆形厚片，表面呈黄白色，外层有曲折裂隙，内层有棕色环纹及放射状纹理，中心呈深黄色，纤维性强，有粉性，周边呈黄色或浅棕色。气微，味微甜，嚼之有豆腥味。

【注意事项】

（1）药材在用水进行软化的时候，应按药材大小、粗细进行分档，分别软化，以少泡多润、药透水尽为原则，防止药材"伤水"和成分流失。

（2）软化时要注意药材的体积、质地及季节等因素的影响：一般体积粗大、质地坚实的药材，在冬春季节气温较低时，浸润时间宜长些；体积细小、质轻者，在夏秋季节气温较高时，浸润时间宜短些。应勤检查，以便发现问题并及时处理。

（3）若气温较高或润药时间过长，药材容易发生变质，应勤检查、勤处理。

（4）勤检查药材软化的程度，以免药材软化太过或者不及。

（5）一般药材干燥温度不超过 80 ℃，含有挥发性药材的干燥温度不超过 50 ℃。

小贴士 药材软化程度的检查方法

药材经水处理后,检查药材的软化程度是否符合切制的要求,常采用一些传统的检查方法,习称"看水头"或"看水性"。

(1) 弯曲法:适用于长条状药物的检查,以药材略弯曲、不易折断为合格。如白芍、山药、木通、木香等。

(2) 指掐法:适用于团块状药物的检查。如白术、白芷、天花粉、泽泻等。

(3) 穿刺法:适用于粗大块状药物的检查。如大黄、虎杖等。

(4) 手捏法:适用于两端粗细不规则的根和根茎类药物及颗粒状的块根、果实、菌类药物的检查。如当归、独活、元胡、枳实、雷丸等。

【思考题】

药材浸泡软化的适当与否对药材质量和切制操作有什么影响?

实验二 清 炒 法

【实验目的】

(1) 掌握炒黄、炒焦、炒炭的基本操作方法、注意事项及成品质量。
(2) 掌握三种炒法的不同火候、炒后药性的变化及炒炭"存性"的含义。
(3) 了解清炒法的目的和意义。

【实验项目】

(1) 炒黄:王不留行、决明子、麦芽、苍耳子、山楂。
(2) 炒焦:山楂、麦芽、川楝子、六神曲。

(3) 炒炭:地榆、蒲黄、山楂、荆芥。

【实验器材】

加热装置(燃气灶、电炉等)、炒制设备(炒锅、锅铲)、天平、不锈钢盘、药筛、喷壶等。

【方法与步骤】

(1) 器具的准备:准备器材,清洁器具并摆放整齐。

(2) 生饮片的准备:称取所需炮制的生饮片适量,净选,大小分档。

(3) 炒制容器预热:将炒锅放到热源上加热,根据炒制方法和炮制要求将炒锅加热到一定程度,用手距锅底约一拳距离处试探锅底温度,一般以有一定灼手感为宜。

(4) 投药:将所取的生饮片投入锅中,投药量不宜过多也不宜过少,一般以不超过锅容积的 2/3 为宜。

(5) 翻炒:投入药物后应选用相应的炒制工具进行翻动或搅拌,翻动要有规律和技巧,每次翻动要"亮锅底",以防受热不均;同时应根据不同的炮制要求选择适当火力,炒黄一般用文火,炒焦一般用中火,炒炭一般用武火。炒炭的药物若在炒制时出现火星,应喷洒适量清水来浇灭火星。

(6) 出锅:当饮片加热到所需程度时(种子类药材爆鸣声减弱,有香气溢出),应及时出锅并摊晾,待药物冷却至室温后再贮藏。

(7) 成品回收:将实验所得样品统一回收,必要时可计算炮制品的得率,公式为

$$得率 = \frac{合格炮制品质量(g)}{生品质量(g)} \times 100\%$$

(8) 清场:关闭热源,清洗炒制器具,整理实验台面,上交实验样品。

【成品性状】

1. 炒黄(炒爆)

(1) 炒王不留行:大部分呈爆花状(爆花率 80% 以上),有香气。

(2)炒麦芽:表面略微鼓起,偶有焦斑,有香气。

(3)炒决明子:表面颜色加深,有裂缝,略微鼓起,偶有焦斑,有香气。

(4)炒苍耳子:表面呈黄褐色,刺焦易断。

(5)炒山楂:颜色加深,偶有焦斑。

2.炒焦

(1)焦山楂:外表呈焦褐色,内部呈黄褐色,有焦香气。

(2)焦麦芽:表面呈焦褐色,有焦斑,鼓起并有焦香气。

(3)焦川楝子:表面呈焦黄色或焦褐色。

(4)焦神曲:表面呈焦褐色,内部呈微黄色,有焦香气。

3.炒炭

(1)地榆炭:外表呈焦黑色,内部呈棕褐色。

(2)蒲黄炭:呈焦褐色或棕褐色。

(3)山楂炭:外表呈焦黑色,内部呈焦褐色。

(4)荆芥炭:外表呈黑褐色,内部呈焦褐色。

【注意事项】

(1)称量时,天平应归零。

(2)翻炒时,注意力度,饮片不要炒出锅外。

(3)出锅时,先熄火再出锅,出锅要及时。

(4)出锅后,必须摊开晾凉,冷却至室温。

【思考题】

(1)种子类药物"逢子必炒"的科学内涵该如何验证?

(2)炒炭的药物为何要"炒炭存性"?

实验三　加　辅　料　炒

【实验目的】

(1) 掌握加辅料炒的操作方法、成品质量的判断标准。

(2) 能够准确判断加不同辅料炒的火力、火候要求。

(3) 熟悉加不同辅料的注意事项及使用不同固体辅料炒制的前后处理过程。

(4) 了解加辅料炒的临床目的和意义。

【实验项目】

(1) 米炒:党参。

(2) 麸炒:白术、枳壳、山药、僵蚕、薏苡仁。

(3) 砂炒:鸡内金、骨碎补、马钱子、鳖甲。

(4) 土炒:白术、山药。

(5) 滑石粉炒:鱼鳔、水蛭。

(6) 蛤粉炒:阿胶、鹿角胶。

【实验器材】

加热装置(燃气灶、电炉等)、炒制设备(炒锅、锅铲)、天平、药筛、电热板、温度计、簸箕、各种辅料、小刀等。

【方法与步骤】

(1) 器具准备:按炮制要求将相应器具准备齐全、清洁干净,并摆放合理、有序。

(2) 生饮片的准备:取所需炮制的生饮片适量,净选并大小分档,然后称定重量,备用。

(3) 辅料准备:根据生饮片的用量,称取相应的辅料。大米和麦麸的用量为药材的 20%左右,其余各辅料以能包埋药物为宜。

(4) 加热辅料及投药。

① 米炒法:将所称取的大米用少量水润湿,平铺锅底,以中火加热至锅内起烟后投入生饮片。

② 麸炒法:将炒锅用中火或武火加热至适宜温度,以投入麦麸能立刻起烟为宜,待锅内产生大量烟雾时再投入生饮片。

③ 砂炒法、土炒法、滑石粉炒法、蛤粉炒法:用中火或武火将辅料加热到灵活滑利状态后投入生饮片,然后用辅料包埋药物片刻。

(5) 炒制:将所需炮制的药材与辅料拌炒,均匀翻动并控制火力,当药物达到所需的炮制状态时及时出锅。

(6) 出锅:当饮片达到所需的炮制状态时(此时大米呈棕黄色,麦麸呈焦褐色),关闭热源,及时出锅,用药筛将饮片与辅料分离,回收饮片,将所剩辅料分类处理。

(7) 辅料处理:河砂、黄土、滑石粉、蛤粉等辅料可回收再使用,药屑及炮制后的大米、麦麸等辅料另行处理。

(8) 清场:按操作规程清洁器具、清理实验台面,将炮制后的饮片成品上交,器具归类、按原始位置有序放置,关闭煤气罐阀门。

【成品性状】

1. 米炒

米炒党参:表面呈棕黄色,偶见焦斑。

2. 麸炒

(1) 麸炒白术:表面呈黄棕色,偶见焦斑,有焦香气。

(2) 麸炒山药:表面呈棕黄色,有焦香气。

(3) 麸炒僵蚕:表面呈棕黄色,偶有焦斑,腥气减弱。

(4) 麸炒薏苡仁:表面呈淡黄色,略微鼓起。

3. 砂炒

(1) 砂烫鸡内金:表面鼓起卷曲,呈微黄色,质地酥脆。

(2) 制骨碎补:扁圆状鼓起,质清脆,表面呈棕褐色或焦黄色,有香气。

(3) 砂烫马钱子:表面呈棕褐色,鼓起,表面有裂隙,内部呈红褐色。

(4) 砂烫鳖甲:外表呈深黄色,质酥脆。

4. 土炒

(1) 土炒白术:表面呈微黄色,挂土粉。

(2) 土炒山药:表面呈微黄色,挂土粉,略具香气。

5. 滑石粉炒

(1) 滑石粉炒鱼鳔:表面鼓胀,发泡,色微黄,质地酥脆,气微香。

(2) 滑石粉炒水蛭:表面鼓胀,发泡,质地酥脆,腥气减弱。

6. 蛤粉炒

(1) 蛤粉炒阿胶:表面呈棕黄色,圆球形,质地松泡,内部呈蜂窝状,无溏心。

(2) 蛤粉炒鹿角胶:表面呈棕黄色,圆球形,质地松泡,内部呈蜂窝状,无溏心。

【注意事项】

(1) 炒制时,饮片不要炒出锅外。

(2) 麸炒时,麸皮撒放要均匀,翻炒应均匀,防止受热不均。

(3) 炒过毒性药材的砂不可再炒其他药材。

(4) 烫制阿胶、鹿角胶时,胶丁切制要大小均匀。

【思考题】

(1) 总结固体辅料在炮制过程中的作用。

(2) 加辅料炒与清炒法有何异同?

实验四　酒　炙　法

【实验目的】

(1) 掌握常见药材酒炙的方法。

(2) 掌握酒炙法的操作要素。

【实验项目】

当归、丹参、川牛膝、白芍。

【实验器材】

加热装置(燃气灶、电炉等)、炒制设备(炒锅、锅铲)、搪瓷盆、天平、刻度试管(量筒)、黄酒、烧杯等。

【方法与步骤】

(1) 实验准备:准备实验所需的实验器具、辅料等。

(2) 生饮片的准备:取实验所需的生饮片适量,净制,大小分档,称定重量,并记录数值。

(3) 黄酒量取:用量筒或刻度试管量取适量体积的黄酒,黄酒用量为所称定药材重量的10%。

(4) 拌药及闷润:将所准备的药材与黄酒搅拌均匀,稍闷润,使黄酒完全被生饮片吸尽。

(5) 炒制:将已闷润的生饮片投入锅中,用文火加热炒制,不停翻动,使其受热均匀,待药材炒干后及时出锅,筛去碎屑。

(6) 成品回收:将实验所得样品统一回收,必要时可计算炮制品的得率,公式为

$$得率 = \frac{合格炮制品质量(g)}{生品质量(g)} \times 100\%$$

(7) 清场：收集饮片，实验结束后整理实验台，清洗实验器具。

【成品性状】

(1) 酒当归：表面呈深黄色，颜色较生品加深，略具酒香气。

(2) 酒丹参：表面呈黄褐色，略具酒气。

(3) 酒制牛膝：较生品颜色加深，偶见焦斑，略具酒气。

(4) 酒白芍：表面呈微黄色，略具酒气。

【注意事项】

(1) 黄酒易挥发，闷润时应加盖。

(2) 炒制时，饮片不能炒出锅外。

(3) 炒制时火力不宜过大，文火加热，各炮制品炒干即可，不可太过。

【思考题】

(1) 黄酒在各品种药材炮制时起到何种作用？

(2) 各饮片炮制的基本原理是什么？

实验五　醋　炙　法

【实验目的】

(1) 掌握常见药材醋炙的方法。

(2) 掌握醋炙法的操作要素。

【实验项目】

柴胡(柴胡苗)、延胡索、香附、三棱、商陆、乳香。

【实验器材】

加热装置(燃气灶、电炉等)、炒制设备(炒锅、锅铲)、搪瓷盆、天平、刻度试管(量筒)、米醋、药筛等。

【方法与步骤】

(1) 实验准备：准备实验所需实验器具、辅料等。

(2) 生饮片的准备：取实验所需的生饮片适量，净选，大小分档，称定重量并记录数值。

(3) 米醋量取：用量筒或刻度试管量取适量体积的米醋，米醋用量为所称定生饮片重量的20%～30%。实验各品种米醋用量见表2.1。

表 2.1　实验各品种米醋用量

药材	米醋用量	药材	米醋用量
柴胡	20%	香附	20%
商陆	30%	三棱	15%
延胡索	20%	乳香	20%

(4) 炒制。

① 先加米醋后炒药(柴胡、延胡索、香附、三棱、商陆)。

a. 拌药及闷润：取所称取的生饮片及米醋，将米醋与其拌匀，加盖，略闷润，待米醋被吸尽。

b. 炒制：将闷润后的生饮片置炒制容器中，用文火加热，炒干，及时出锅，放凉，筛去碎屑，即得。

② 先炒药后加米醋(乳香)。

a. 药材炒制：取适量乳香置于预热的炒制容器中，将乳香投入锅中并翻炒，中火加热，待乳香表面微融，有油亮光泽并产生刺激性烟雾时，喷入辅料。

b. 喷入辅料：将药材略聚集于锅底，喷洒一定体积的米醋于药材表面并快速翻炒，待辅料炒干即可，及时出锅，摊晾。

(5) 成品回收：将实验所得样品统一回收，必要时可计算炮制品的得率，公

式为

$$得率 = \frac{炮制品质量(g)}{生品质量(g)} \times 100\%$$

(6) 清场:收集饮片,实验结束后整理实验台,清洗实验器具。

【成品性状】

(1) 醋柴胡:与生品相比,颜色略微加深,略具醋气。

(2) 醋延胡索:与生品相比,颜色略微加深,略具醋气。

(3) 醋香附:表面呈棕褐色或红棕色,微有焦斑,略具醋气。

(4) 醋三棱:与生品相比,颜色略加深,略具醋气。

(5) 醋商陆:切面呈黄棕色,略具醋气。

(6) 醋制乳香:表面呈深黄色,显油亮光泽,具醋气。

【注意事项】

(1) 炮制前应计算各品种药材所需的辅料用量。

(2) 醋易挥发,闷润时应加盖。

(3) 炒制时火力不宜过大,文火加热,各炮制品炒干即可,不可太过。

【思考题】

(1) 米醋在各品种药材炮制时起到何种作用?

(2) 各饮片炮制的基本原理是什么?

实验六 盐 炙 法

【实验目的】

(1) 掌握盐炙法的目的和意义。

（2）掌握使用盐炙法后各饮片的成品性状、注意事项等。

【实验项目】

黄柏、杜仲、泽泻、车前子、知母。

【实验器材】

加热装置（燃气灶、电炉等）、炒制设备（炒锅、锅铲）、搪瓷盆、天平、量筒、烧杯、药筛、食盐、蒸馏水等。

【方法与步骤】

（1）实验准备：准备实验所需的实验器具、辅料等。

（2）生饮片的准备：取实验所需的生饮片适量，净制，大小分档，称定重量，并记录数值。

（3）食盐水溶液的配制：用天平称取生饮片重量2%～3%的食盐固体于烧杯中，加入食盐重量4～5倍的蒸馏水使之溶解（必要时可略微加热），备用。实验各品种食盐用量见表2.2。

表 2.2　实验各品种食盐用量

药材	食盐用量	药材	食盐用量
黄柏	2%	车前子	2%
杜仲	3%	知母	3%
泽泻	2%		

（4）炒制。

① 先拌食盐水后炒药。

a. 拌药及闷润：取所称取的生饮片，加定量盐水拌匀，略闷润，待食盐水被吸尽后，置预热后的炒制容器内。

b. 炒制：将所闷润后的生饮片用文火或中火加热，炒干，或炒制所需程度后出锅。

② 先炒药后加食盐水。

a. 盐制车前子:先将炒制容器预热到有灼手感,将净车前子置于炒制容器内,用文火加热,炒至略有爆鸣声时,喷淋盐水,炒干,取出放凉。

b. 盐制知母:取净知母片,大小分档,置于炒制容器内,用文火加热,炒至表面颜色加深,喷淋一定量盐水,炒干,取出,晾凉,筛去碎屑。

(5) 出锅摊晾:饮片达到所需炮制程度时,关闭热源,快速出锅,摊晾。

(6) 成品回收:将实验所得样品统一回收,必要时可计算炮制品的得率,公式为

$$得率 = \frac{合格炮制品质量(g)}{生品质量(g)} \times 100\%$$

(7) 清场:收集饮片,实验结束后整理实验台,清洗实验器具。

【成品性状】

(1) 盐制黄柏:表面略有焦斑,取出放凉,筛去碎屑。

(2) 盐制杜仲:表面呈焦黑色,易断丝。

(3) 盐制泽泻:表面呈微黄色。

(4) 盐制车前子:表皮开裂,气微香。

(5) 盐制知母:表面呈棕黄色,偶见焦斑。

【注意事项】

(1) 需计算炮制各品种药材所用辅料的重量。

(2) 炒制时注意不要将药物炒出锅外。

(3) 后加食盐水的品种在炮制时,食盐水应加到饮片表面,不要贴壁加入,避免析出"盐霜"。

【思考题】

(1) 食盐在各品种药材炮制时起到何种作用?

(2) 各饮片炮制的基本原理是什么?

实验七　姜　炙　法

【实验目的】

(1) 掌握姜炙的基本操作方法、注意事项及成品性状。

(2) 了解姜炙的目的及意义。

【实验项目】

竹茹、厚朴。

【实验器材】

加热装置(燃气灶、电炉等)、炒制设备(炒锅、锅铲)、搪瓷盘、天平、烧杯、量杯、玻璃棒、生姜或干姜。

【方法与步骤】

(1) 实验准备:准备实验所需的器具、辅料等。

(2) 药材大小分档及称重:取实验所需的药材适量,大小分档,称定重量,并记录数值。

(3) 姜汁的制备。

① 煎煮法:取净生姜片(为药材重的 10%)或干姜片(为药材重的 3%),置烧杯内,加入生姜重量 2～3 倍的水煎煮,过滤,残渣再加水煮,过滤,合并两次滤液,适当浓缩,取出备用。所得姜汁与生姜的比例是 1∶1。

② 捣汁法:将生姜洗净切碎,置适宜容器内捣烂,加适量水,压榨取汁,残渣再加水共捣,再压榨取汁,如此反复 2～3 次,合并姜汁,备用。

(4) 拌药及闷润:将闷润后的生饮片与一定量的姜汁拌匀,闷润至姜汁渗入药物内部即可。

(5) 炒制:将药物投入锅中,文火加热炒干。

(6) 出锅:当药材达到所需的炮制程度时,关闭热源,快速出锅,摊晾。

(7) 成品回收:将实验所得样品统一回收,必要时可计算炮制品的得率,公式为

$$得率 = \frac{合格炮制品质量(g)}{生品质量(g)} \times 100\%$$

(8) 清场:收集饮片,实验结束后整理实验台,清洗实验器具。

【成品性状】

(1) 姜竹茹:本品炙后颜色加深,显黄色焦斑,具姜的辛辣气味。

(2) 姜厚朴:本品炙后色泽加深,具姜的辛辣气味。

【注意事项】

(1) 制备姜汁时,水的用量一般以最后所得姜汁与生姜的比例为1∶1较适宜。

(2) 翻炒时注意不要将饮片炒出锅外。

(3) 在炒制时,火力不可过大(文火),勤加翻动,一般炒至近干,颜色加深时,即可出锅摊晾。

【思考题】

(1) 姜制法的主要炮制目的是什么?

(2) 如何设计简单的药效学实验验证炮制机理?

实验八　蜜　炙　法

【实验目的】

(1) 掌握蜜炙的基本操作方法、注意事项及成品性状。

（2）了解蜜炙的目的及意义。

【实验项目】

黄芪、甘草、枇杷叶、麻黄、百合、槐角。

【实验器材】

加热装置（燃气灶、电炉等）、炒制设备（炒锅、锅铲）、搪瓷盘、天平、烧杯、量杯、玻璃棒、蜂蜜等。

【方法与步骤】

（1）实验准备：准备实验所需的实验器具、辅料等。

（2）生饮片的准备：取实验所需的生饮片适量，净选，大小分档，称定重量，并记录数值。

（3）蜂蜜水溶液的制备：取药材重量一定比例的蜂蜜，加适量热水使其溶解，加水量一般为蜂蜜重量的1/3～1/2。实验各品种蜂蜜用量见表2.3。

表2.3　实验各品种蜂蜜用量

实验品种	蜂蜜用量	实验品种	蜂蜜用量
黄芪	25%	枇杷叶	20%
甘草	25%	百合	5%
麻黄	20%	槐角	5%

（4）炒制。

① 先拌蜜后炒药。

a. 拌药及闷润：将蜂蜜水与生饮片拌匀，稍闷润，待蜂蜜水溶液完全渗透进药材组织内部后，投入锅中。

b. 炒制：将已闷润后的生饮片投入锅中，文火或中火炒至所需的状态，以不粘手为宜。

② 先炒药后加蜜。

a. 蜜炙槐角：取净槐角，置炒制容器内，文火加热，炒至鼓起，再加入已制备的蜂蜜水溶液,喷洒均匀,以炒至光亮不粘手为度,取出放凉。

b. 蜜炙百合:取净百合,置预热后的炒制容器内,用文火加热,炒至颜色加深时,加入已制备的蜂蜜水溶液,迅速翻动,继续用文火炒至微黄色,不粘手时,取出放凉。

(5) 出锅及摊晾:待药物炒至规定状态后,关闭热源,快速出锅,摊晾。

(6) 成品回收:将实验所得样品统一回收,必要时可计算炮制品的得率,公式为

$$得率 = \frac{合格炮制品质量(g)}{生品质量(g)} \times 100\%$$

(7) 清场:收集饮片,实验结束后整理实验台,清洗实验器具。

【成品性状】

(1) 蜜炙黄芪:本品切面呈黄色至深黄色,略有黏性,具焦香气,味甜。

(2) 蜜炙甘草:本品切面呈黄色至深黄色,略有黏性,微有光泽,具焦香气,味甜。

(3) 蜜炙麻黄:本品炙后颜色加深,略有黏性,微有光泽,味稍甜。

(4) 蜜炙枇杷叶:本品炙后颜色加深,略有黏性,微有光泽,味稍甜。

(5) 蜜炙百合:表面呈微黄色,光泽明显,略有黏性,味甜微苦。

(6) 蜜炙槐角:本品炙后颜色加深,鼓起,有光泽,略有黏性,味稍甜。

【注意事项】

(1) 蜜制品含水量较高,炒制完成后可稍干燥一段时间。

(2) 炒制时,注意不要将饮片炒出锅外。

【思考题】

简述百合、槐角先炒药后加蜜的原因。

实验九　煅　　法

【实验目的】

(1) 了解煅制法的炮制目的及意义。

(2) 掌握煅制法的基本操作、注意事项及成品质量。

【实验项目】

(1) 明煅：瓦楞子、白矾。

(2) 煅淬：磁石、自然铜、炉甘石。

(3) 扣锅煅：灯芯草、丝瓜络、棕榈、血余炭。

【实验器材】

电炉、蒸发皿、竹夹、马弗炉、坩埚、米醋、搪瓷盘等。

【方法与步骤】

(1) 器具及药材准备：准备实验所需的生饮片适量，净制，大小分档，并准备好实验器具。

(2) 煅法。

① 明煅法。

将生饮片直接放在电炉上，用武火加热至规定的程度，待冷却后取出。

② 煅淬法。

a. 煅制：将生饮片置于坩埚内，连同坩埚一起于马弗炉中加热至 600～700 ℃，煅至红透，取出，立即投入液体辅料中。

b. 淬制：将煅至红透的自然铜和磁石投入米醋中，米醋用量为药物的 30%，可反复数次直至药物酥脆。

将煅至红透的炉甘石投入水中,浸淬,搅拌,取上层混悬液,残渣反复煅淬3~4次,至不能混悬为止,合并混悬液,静置,待澄清后,倾去上层清液,干燥。

③ 扣锅煅。

取需炮制的药材,置适宜容器内,上扣一较小容器,两容器结合处用盐泥封固,上压重物,并贴一白纸条或放大米数粒,先用文火加热,待两锅连接处有烟雾产生时,用盐泥适时封堵裂隙,然后改用武火加热至白纸或大米呈深黄色时,停火,待放凉后取出。

(3) 成品回收:将实验所得样品统一回收,必要时可计算炮制品的得率,公式为

$$得率 = \frac{合格炮制品质量(g)}{生品质量(g)} \times 100\%$$

(4) 清场:收集饮片,实验结束后整理实验台,清洗实验器具。

【成品性状】

(1) 枯矾:本品呈洁白色蜂窝状,体轻,易捻碎,气微,味酸。

(2) 煅瓦楞子:本品呈不规则碎片或颗粒,灰白色,质地酥脆,气微,味淡。

(3) 煅自然铜:本品呈不规则碎粒,黑褐色,质酥脆,无光泽,带醋气。

(4) 煅磁石:本品呈黑色无定型粉末,质酥脆,无光泽,略有醋气。

(5) 煅炉甘石:本品近似白色粉末,质轻松,味苦。

(6) 血余炭:质轻易碎,有焦臭味,味苦涩。

(7) 灯芯草炭:本品呈黑色,有光泽,质轻松,易碎,气微,味苦涩。

(8) 棕榈炭:本品呈不规则块状,黑色,有光泽,略具焦香气,味苦涩。

(9) 丝瓜络炭:本品呈黑色,有光泽,质轻松,易碎,气微,味苦涩。

【注意事项】

1. 明煅法

(1) 原药材需大小分档,避免煅时生熟不均。

(2) 含结晶水的矿物药应一次性煅透,中途不得停火,不要搅拌,以免出现夹生现象。

（3）在煅烧时易产生爆溅的中药，可加盖，但不密封。

2. 煅淬法

（1）煅淬药物时，火力要强，并趁热淬之。

（2）质地坚硬的矿物药煅淬时应反复多次，以药物完全酥脆为度，避免生熟不匀。

（3）自然铜在煅制过程中，会产生硫的升华物或有毒的二氧化硫气体，故应在通风处操作。

3. 扣锅煅法（闷煅）

（1）煅烧过程中，应随时用盐泥堵封，以防空气进入，使中药炭化。

（2）煅透后应立即熄火，并放置冷却后再开锅，以免过早接触空气，造成药物灰化。

（3）一次煅制量不超过煅制容器的 2/3，以防煅不透。

【思考题】

简述本实验中三种煅法的异同。

实验十　蒸　　法

【实验目的】

（1）了解蒸法的炮制目的和辅料对药物的作用及影响。

（2）掌握蒸法的基本操作、注意事项及成品质量。

【实验项目】

（1）清蒸：山茱萸、黄精。

（2）酒蒸：地黄、女贞子、黄精、山茱萸。

（3）黑豆汁蒸：何首乌。

【实验器材】

（1）实验器具：炒锅、锅铲、蒸锅、蒸笼、电子秤、烧杯、量筒、搪瓷盘、切药刀、漏勺等。

（2）实验材料：黄酒、黑豆、地黄、山茱萸、女贞子、黄精、何首乌、蒸馏水等。

【方法与步骤】

（1）器具准备：准备实验所需的实验器具、辅料等。

（2）药材大小分档及称重：取实验所需的药材适量，大小分档，称定重量，并记录数值。

（3）蒸制。

① 清蒸（黄精、山茱萸）。

取生药材，注意大小分档，置笼屉或适宜的蒸制容器内，先用武火加热，待"圆气"后改用文火加热至规定状态。

② 酒蒸（地黄、女贞子、黄精、山茱萸）。

a. 辅料准备：按比例量取一定重量的黄酒，黄酒用量见表2.4。

表 2.4　各药材的黄酒用量

药材	黄酒用量
地黄	30%～50%
女贞子	20%
黄精	20%
山茱萸	20%

b. 拌药：将药材与黄酒拌匀，待黄酒被吸尽后，置于笼屉上。

c. 蒸制：将已经拌匀黄酒的药材隔水蒸制，先用武火加热，待"圆气"后改用文火加热至规定状态。

③ 黑豆汁蒸（何首乌）。

a. 辅料准备：按比例量取药材一定重量的黑豆，黑豆重量为何首乌重量的10%。

　　b. 黑豆汁制法:取黑豆,加水适量,煮约4 h,熬汁约为黑豆量的1.5倍。黑豆渣再加水煮3 h,熬汁与黑豆比例为1∶1,合并两次熬制的黑豆汁,共计约为黑豆量的2.5倍。

　　c. 拌药:将所熬制的黑豆汁与何首乌药材拌匀,润湿,置蒸制容器内,密闭。

　　d. 蒸制:先用武火加热,待"圆气"后改用文火加热至规定状态。

　　(4) 出锅:待冷却后,出锅,若一次难以蒸透的药材,可反复蒸制。

　　(5) 成品回收:将实验所得样品统一回收,必要时可计算炮制品的得率,公式为

$$得率 = \frac{炮制品质量(g)}{生品质量(g)} \times 100\%$$

　　(6) 清场:收集饮片,实验结束后整理实验台,清洗实验器具。

【成品性状】

　　(1) 蒸黄精:形如生品,表面呈棕黑色,有光泽,质柔软,味甜。

　　(2) 蒸山茱萸:表面呈紫黑色,质柔软而滋润。

　　(3) 熟地黄:本品呈不规则团块状,表面呈乌黑色,有光泽,黏性大。质柔软而带韧性,不宜折断,断面呈乌黑色,有光泽,气微或微有酒香气,味甜。

　　(4) 酒黄精:本品呈不规则的厚片,表面呈棕褐色至黑色,有光泽,中心呈棕色至浅褐色,可见筋脉小点,质柔软,味甜,微有酒香气。

　　(5) 酒山茱萸:表面呈紫黑色,质柔软而滋润,有酒香气。

　　(6) 酒女贞子:本品呈黑褐色,表面附有白色粉霜,微有酒气。

　　(7) 制何首乌:质坚硬,断面为角质样,呈棕褐色或黑色,有光泽,味微甜。

【注意事项】

　　(1) 采用隔水蒸制时应先用武火,待"圆气"一段时间后改为文火慢蒸,并随时往锅内添加沸水,保持一定水量,使锅内始终保持充足的蒸汽。

　　(2) 蒸制时要注意时间,若时间太短则达不到蒸制目的;若蒸得过久,则影响药效。

(3) 加辅料蒸制完毕后,若容器内有剩余的液体辅料,滋补类中药宜拌回该蒸制品后再进行干燥。

(4) 需日夜连续蒸制者应有专人值班,以保证安全。

【思考题】

(1) 何首乌、地黄等饮片"生熟异治"的科学内涵是什么?

(2) 简述各种辅料在蒸制过程中的作用。

实验十一 煮 法

【实验目的】

(1) 了解煮法的炮制目的及辅料对药物作用的影响。

(2) 掌握煮法的基本操作、注意事项及成品质量。

【实验项目】

甘草汁煮远志。

【实验器材】

(1) 实验器具:炒锅、锅铲、蒸锅、蒸笼、电子秤、烧杯、量筒、搪瓷盘、切药刀、漏勺等。

(2) 实验材料:甘草、远志、蒸馏水等。

【方法与步骤】

(1) 实验准备:准备实验所需的器具、辅料等。

(2) 生饮片的准备:取远志生饮片适量,净制,大小分档,称定重量,并记录数值。

（3）远志及甘草的称取：根据实验的具体需求，称取一定重量的远志和甘草，甘草重量为远志的 6%。

（4）甘草汁的制备：将甘草片置于烧杯内加适量水煎煮两次，过滤，合并滤液，弃去残渣，再将甘草汁浓缩至相当于甘草 10 倍量的体积，备用。

（5）煮制：将远志投进带有甘草汁的锅内，文火加热，勤翻动，至甘草汁被吸尽，略炒干。

（6）出锅：待药材达到炮制程度后，出锅，摊晾。

（7）成品回收：将实验所得样品统一回收，必要时可计算炮制品的得率，公式为

$$得率 = \frac{合格炮制品质量(g)}{生品质量(g)} \times 100\%$$

（8）清场：收集饮片，实验结束后整理实验台，清洗实验器具。

【成品性状】

本品呈黄色，味略甜，嚼之无刺喉感。

【注意事项】

（1）适当掌握火力。先用武火煮至沸腾，再改用文火，保持微沸，防止水分迅速蒸发，出现不易煮透或煮干锅的现象。

（2）出锅后应及时干燥。一般晒干或烘干，如需切片，则应适当晾晒，再切片，干燥。

【思考题】

甘草降低远志的刺激性，该如何设计现代药理学实验进行验证？

实验十二 焯 制 法

【实验目的】

(1) 了解焯制法的炮制目的及意义。

(2) 掌握焯制法的基本操作、注意事项及成品质量。

【实验项目】

苦杏仁。

【实验器材】

(1) 实验器具:炒锅、锅铲、电子秤、烧杯、量筒、搪瓷盘、切药刀、漏勺等。

(2) 实验材料:苦杏仁、蒸馏水等。

【方法与步骤】

(1) 器具及药材准备:准备实验所需的药材、实验器具等。

(2) 焯制:取一定量的水,水量一般为药材量的 10 倍以上,加热至沸腾。将苦杏仁投入沸水中加热 5～10 min,待种皮鼓起后,用漏勺捞出,立即投入冷水中。

(3) 去皮:将冷却后的苦杏仁,用手搓去种皮,取种仁,晒干或烘干。

(4) 成品回收:将实验所得样品统一回收,必要时可计算炮制品的得率,公式为

$$得率 = \frac{炮制品质量(g)}{生品质量(g)} \times 100\%$$

(5) 清场:收集饮片,实验结束后整理实验台,清洗实验器具。

【成品性状】

本品无黑子、无种皮或分离成单瓣,表面呈乳白色,有特殊香气,味苦。

【注意事项】

(1) 水量要大,以保证水温。一般为中药量的 10 倍以上。若水量少,投药后,水温降低过快,含苷类中药不但达不到破坏酶的目的,反而造成苷类成分被酶解或溶出,降低药效。

(2) 时间要短,加热时间以 5～10 min 为宜。以免烫制时间过长,成分损失。

(3) 焯制品宜当天晒干或低温烘干,否则宜泛油,色变黄,影响成品质量。

【思考题】

焯制苦杏仁"杀酶保苷"的科学内涵是什么?

实验十三　复　制　法

【实验目的】

(1) 掌握复制法的基本操作方法、注意事项、成品质量。
(2) 掌握复制法所用辅料的目的。
(3) 了解复制法的科学内涵。

【实验项目】

姜半夏。

【实验器材】

半夏(生品)、生姜、白矾、烧杯、蒸馏水、台秤、切药刀、烘箱等。

【方法与步骤】

（1）器具的准备：准备器材、清洁器具并摆放整齐。

（2）生饮片的准备：称取所需炮制的生半夏适量，净选，大小分档。

（3）浸泡：取大小分档的生半夏，加适量水，浸泡至内无干心时取出。

（4）姜矾煮制：取浸泡至无干心的半夏，加入药材量25%的生姜，加入生姜5倍量的水，再加入药材重量12.5%的白矾，共同煎煮至透心。

（5）成品回收：待生半夏煮至透心后，取出，晾干或烘干。

（6）清场：收集已炮制的饮片，整理并清洁实验台面。

【成品性状】

本品呈淡黄色片状，质硬脆，具角质样光泽，气微香，味辛辣。

【注意事项】

半夏在浸泡时，注意浸泡时间，浸泡至内无干心即可。

【思考题】

半夏姜制的目的及意义是什么？

实验十四　发　酵　法

【实验目的】

（1）掌握发酵法的基本操作方法、注意事项及成品质量。

（2）掌握发酵法炮制的目的。

（3）了解发酵法的科学内涵。

【实验项目】

六神曲。

【实验器材】

苦杏仁、赤小豆、鲜青蒿、鲜苍耳草、鲜辣蓼、面粉(或麦麸)、黑大豆、新鲜大麦、鲜荷麻叶或粗纸、桑叶。

【方法与步骤】

(1) 器具的准备:准备器材,清洁器具并摆放整齐。

(2) 制软材:取苦杏仁、赤小豆,粉碎,与面粉混合均匀,加入鲜青蒿、鲜苍耳草、鲜辣蓼药汁(煎汁),揉搓成"手握成团,轻触即散"的粗颗粒软材。

(3) 压制:将上述软材置模具中压制成扁平块(33 cm×20 cm×6.6 cm)。

(4) 堆曲:将压成扁平块的软材用鲜荷麻叶或粗纸包严,按"品"字形堆放,上面覆盖鲜青蒿或湿麻袋等物。

(5) 发酵:将上述软材置于温度为 30～37 ℃、湿度为 70%～80%的条件下,经 4～6 天即能完成发酵。

(6) 成型:待软材表面生出黄白色菌丝,气味芳香时取出,除去包裹物,切成 2.5cm 见方的小块,干燥。

(7) 清场:实验结束后,清洗相关器具,整理实验场地。

【成品性状】

本品为立方形小块,表面呈灰黄色,粗糙,质脆易断,微有发酵香气。

【注意事项】

(1) 制软材的面粉不宜过细。

(2) 发酵用的原料和容器首先应进行杀菌处理。

(3) 发酵时温度保持在 30～37 ℃,相对湿度控制在 70%～80%。

【思考题】

1. 简述发酵法的意义。

2. 简述六神曲发酵的目的及其与临床功效的关系。

实验十五　发　芽　法

【实验目的】

(1) 掌握发芽法的基本操作方法、注意事项及成品质量。

(2) 掌握发芽法炮制的目的。

(3) 了解发芽法的科学内涵。

【实验项目】

麦芽。

【实验器材】

大麦、纱布、烧杯、塑料盆(带眼)、蒸馏水等。

【方法与步骤】

(1) 器具的准备:准备器材,清洁器具并摆放整齐。

(2) 净选:取新鲜成熟饱满的净大麦适量,除去杂质,备用。

(3) 发芽:将净选后的大麦用清水浸泡至六七成透,捞出,置能排水容器内,用纱布盖好,保持湿润状态。

(4) 成品:待叶芽长至 0.5～1.0 cm 时,取出干燥即得。

(5) 清场:实验结束后,清洗相关器具,整理实验场地。

【成品性状】

本品呈梭形,长为 0.8～1.2 cm,直径为 0.3～0.4 cm,表面呈淡黄色,一端有幼芽,皱缩或脱落,下端有纤细而弯曲的须根数条,质硬,破开内有黄白色大麦米一粒,粉质,气微,味微甘。

【注意事项】

(1) 麦芽长度不宜过长,控制在 0.5～1.0 cm。

(2) 发芽温度应在 18～20 ℃。

(3) 发芽前一般要先进行发芽率实验,发芽率应在 85% 以上。

【思考题】

发芽法与发酵法有何区别?

实验十六　提　净　法

【实验目的】

(1) 掌握提净法的目的和意义。

(2) 掌握提净的方法步骤和评价标准。

【实验项目】

芒硝、硇砂。

【实验器材】

电炉、煮锅、天平、烧杯、量筒、玻璃棒、滤纸、漏斗、抽滤瓶、鲜萝卜、米醋等。

【方法与步骤】

1. 芒硝提净

(1) 萝卜汁制备:取芒硝重量20%的鲜萝卜,洗净,切成薄片,置锅内,加10倍量水煎煮 20～30 min,过滤取汁,备用。

(2) 煮制:将朴硝投入萝卜液中共煮,同时不断搅拌,待朴硝全部溶化后,趁热抽滤,滤液稍浓缩。

(3) 冷却结晶:将上述溶液放入冰水浴中,使其自然析出结晶,结晶完全后,抽滤,即得。

2. 硇砂提净

(1) 硇砂溶液制备:先将硇砂适当破碎,用适量沸水溶化后,过滤,除去杂质。

(2) 蒸发结晶:将滤液倒入烧杯中,加入硇砂重量50%的米醋,置电炉上加热至溶液表面析出近白色结晶时,捞取结晶于白色吸潮纸上,至无结晶为止,将结晶晾干,即得。

【成品性状】

(1) 制芒硝:本品呈无色透明或半透明针状、棱柱状、长方状或不规则颗粒状结晶,味咸、微苦。

(2) 醋硇砂:为灰白色或微带黄色粉末,味咸、苦。

【注意事项】

净制过程中必须控制水量,一般需要煮至溶液为过饱和溶液,否则会影响结晶的析出。

【思考题】

(1) 芒硝净制过程中加入萝卜的科学意义是什么?

(2) 芒硝净制过程中控制水量的科学意义是什么?

(3) 硇砂净制过程中加入醋的科学意义是什么?

实验十七 水 飞 法

【实验目的】

(1) 掌握水飞的目的和意义。

(2) 掌握水飞的方法步骤和评价标准。

【实验项目】

朱砂、滑石、雄黄。

【实验器材】

朱砂、滑石、雄黄、蒸馏水、研钵、烧杯等。

【方法与步骤】

(1) 研磨:取需炮制药物的粗颗粒,置于研钵内,加适量清水,研磨成糊状。

(2) 搅拌:加大量清水于研钵中,搅拌均匀,使其完全混悬。

(3) 倾倒:将上述混悬液静置片刻,再把上清液倒入另一烧杯中。

(4) 沉降:待烧杯中混悬液沉降完全后,倾去上层清水,将下层晒干,得极细粉。

【成品性状】

(1) 朱砂:为红色极细粉末,体轻,以手指搓之无粒状物,以磁铁吸之,无铁末。

(2) 滑石:为白色或青白色粉末,质细腻,手捻有滑润感。

(3) 雄黄:为极细腻的粉末,呈橙红色或橙黄色,手触之易被染成橙黄色,气味特异而刺鼻,味淡。

【注意事项】

(1) 研磨时水量要少。

(2) 朱砂忌铁器,并要注意避免加热,以防毒性增强。

【思考题】

(1) 水飞的矿物密度一般大于水的密度,为什么其极细粉可以悬浮于水?

(2) 为什么朱砂、雄黄在水飞过程中不能加热?

实验十八　制　霜　法

【实验目的】

(1) 了解制霜法的炮制目的及意义。

(2) 掌握制霜法的基本操作、注意事项及成品性状。

【实验项目】

柏子仁。

【实验器材】

电热板、吸油纸、纱布、压榨器、研钵、搪瓷盘等。

【方法与步骤】

(1) 器具及药材准备:准备实验所需的药材、实验器具。将柏子仁置于研钵中研碎。

(2) 去油制霜:用纱布将柏子仁包严,略加热,压榨去油,如此反复,以药物不再黏结成饼为度。

（3）成品回收：将实验所得样品统一回收。

（4）清场：收集饮片，实验结束后整理实验台，清洗实验器具。

【成品性状】

本品呈淡黄色松散粉末，性滞腻，松散，微显油性。

【注意事项】

（1）吸油纸上的油脂饱和后应及时更换。

（2）成品以手握成团，轻触即散为度，不可太过。

【思考题】

柏子仁"去油制霜"在临床应用中有何意义？

第三章　中药炮制学综合性实验

实验一　王不留行炮制前后浸出物含量比较

【实验目的】

（1）通过王不留行炒制前后浸出物含量的变化，掌握炮制对种子类药物浸出物含量的影响。

（2）掌握种子类药物炮制"逢子必炒"的科学内涵。

【实验原理】

（1）王不留行为种子类药物，种皮致密，不利于水分的浸润和渗透。通过炮制，可使药物表皮破裂，有利于水分进入，促进成分溶出。

（2）王不留行具有活血通经，下乳消肿，利尿通淋的功效，临床应用多为汤剂。浸出物含量的高低在一定程度上可反映药材有效成分溶出的多少。本实验按照 2015 年版《中国药典》附录"浸出物"项下的测定方法，以 30% 乙醇为溶剂，加热回流提取，比较王不留行炮制前后醇溶性浸出物的含量变化，探讨炮制对王不留行炮制前后浸出物含量的影响，验证其炒制的科学性。

【实验器材】

（1）实验器具：控温电炉、搪瓷盘、冷凝器、蒸发皿、布氏漏斗、水浴锅、干燥器、250 mL 锥形瓶、25 mL 刻度吸管、100 mL 刻度吸管、天平等。

（2）实验材料：王不留行生品、炒王不留行炮制品、蒸馏水、浓度为 30% 的乙醇等。

【方法与步骤】

（1）样品的称取：分别取王不留行生品和炮制品各 10 g，精密称定，记录重量（M），将样品分别转移至已干燥的锥形瓶中。

（2）回流提取：分别向上述两锥形瓶中精密加入浓度为 30% 的乙醇 100 mL，静置 20 min，称定重量，然后回流提取 1 h，用溶剂补足减失的重量，过滤（抽滤），取续滤液。

（3）王不留行浸出物含量的测定：精密移取续滤液 50 mL 至干燥的蒸发皿（W_1）中，水浴蒸至提取液无醇味，然后用电炉直火加热至水分完全蒸干（注意控制温度，不可太高，以免糊化），称定重量 W_2。

（4）浸出物含量计算公式为

$$浸出物含量 = \frac{(W_2 - W_1) \times 2}{M} \times 100\%$$

【数据统计与分析】

将王不留行炒制前后醇溶性浸出物含量测定结果填入表 3.1 中。通过对各批次王不留行生品和炮制品的含量进行对比分析，采用统计学方法计算王不留行炮制前后浸出物含量有无显著性变化。

表 3.1　王不留行炒制前后醇溶性浸出物含量测定结果

组别	生王不留行	炒王不留行
1		
2		
...		
平均值		

【注意事项】

（1）炒王不留行时需用中火，防止火力过小产生僵子，火力过大易焦。

（2）选择爆花率在 80% 以上的样品作为炮制后样品。

（3）水浸出物回流过程中不宜温度过高，防止暴沸。

实验二　槐米炒炭前后止血作用比较

【实验目的】

（1）掌握槐米炒炭止血的基本理论。

（2）熟悉槐米炒炭的目的和意义。

（3）了解槐米炮制前后止血作用的变化与临床功效的相关性。

【实验原理】

（1）槐米为豆科植物槐（*Sophora japonica* L.）的干燥花蕾。生品槐米具有凉血止血、清肝泻火的功效；槐米炒炭能增强止血作用。

（2）传统中药炮制学理论认为"红见黑则止""黑定胜红"。中药炒炭后可产生止血的作用。槐米具有凉血止血、清肝泻火的作用，为中医常用的止血药。药理作用研究表明，槐米炒炭后止血作用增强，能缩短实验动物的出血、凝血时间，与生品比较有显著性差异。本实验拟对中药槐米"炒炭止血"这一传统理论进行再验证。

【实验器材】

（1）实验器具：1000 mL 烧杯、剪刀、秒表、5 mL 注射器、小鼠灌胃器、兔开口器、滤纸条、毛细管（直径 1 mm）、天平等。

（2）实验材料：槐米、槐米炭、生理盐水。

（3）实验动物：昆明种小鼠，体重为 18～22 g，60 只。

【方法与步骤】

1. 槐米的炮制

取净槐米 200 g，置炒制容器内，用中火加热，炒至表面呈焦褐色，取出，晾干，即得。

2. 槐米炮制前后止血作用比较

（1）槐米提取液的制备：称取生品槐米和槐米炭各 100 g，分别置 1000 mL 烧杯中，加水 500 mL，煎煮 1 h，用纱布过滤，残渣加水 300 mL，再煎煮 30 min，纱布过滤，合并滤液，浓缩至 100 mL，即得。

（2）出血时间测定：取体重为 18～22 g 的昆明种小鼠 30 只，称重，标记随机分成 3 组，每组 10 只。按 0.8 mL/20 g 剂量，分别将生槐米水煎液和槐米炭水煎液给其中两组小鼠灌胃，另一组用同等剂量的生理盐水灌胃。0.5 h 后，剪去小鼠尾尖约 3 mm，每隔 30 s，用滤纸轻轻吸去血滴，注意不能挤压尾部，直至血流自然停止，用秒表记录出血时间。对所得结果进行统计学处理，计算 P 值。

（3）凝血时间测定——毛细血管法：按照"出血时间测定"的分组方法，将昆明种小鼠随机分为 3 组，其中 2 组分别用槐米和槐米炭提取液灌胃，另一组用同等剂量的生理盐水灌胃。灌胃 30 min 后，用毛细管（直径 1 mm）于鼠眼球静脉取血，至管内血柱达 5 cm 后取出，当血液进入毛细管时开始计时，每 30 s 轻轻折断一段毛细管，若有血丝出现即为凝血，测定凝血时间。对所得结果进行统计学处理，计算 P 值。

【数据统计与分析】

统计各组药理学实验数据，填入表 3.2 中，并进行分析，比较槐米炒炭前后止血作用有无显著性差异。

表 3.2　槐米炒炭前后止血作用比较($\bar{x} \pm s, n = 10$)

组别	动物数(只)	剂量(g/kg)	出血时间(s)	凝血时间(s)
生理盐水				
生槐米组				
槐米炭组				

【注意事项】

(1) 测定出血时间时,应将小鼠固定好,使其尾部血液自然流出,避免挤压。

(2) 灌胃时应按规定操作,避免人为因素导致小鼠死亡。

实验三　白术麸炒前后挥发油含量比较

【实验目的】

(1) 比较白术麸炒前后挥发油含量的变化。

(2) 熟悉白术麸炒的目的和意义。

(3) 了解白术麸炒前后挥发油含量的改变对白术临床功效改变的意义。

【实验原理】

(1) 白术为菊科植物白术(*Atractylodes macrocephala* Koidz.)的干燥根茎,是常见的健脾祛湿药物。白术的炮制方法主要有土炒、麸炒等。传统中药炮制学理论认为生白术有一定的"燥性",麸炒后可降低白术的"燥性",增强其健脾燥湿的作用。

(2) 白术含有大量的挥发油,其主要成分有苍术酮、苍术醇等。现代研究认为,苍术的"燥性"与其所含的挥发油有关,苍术经炮制后挥发油显著降低,从而达到减缓"燥性"的目的。

（3）挥发油可用连续提取装置进行提取,通过比较所提取出的挥发油的体积,可对白术麸炒前后挥发油含量进行比较研究。

【实验器材】

（1）实验器具:调温电炉、天平、烧杯、圆底烧瓶、挥发油提取设备一套、量筒、电热套等。

（2）实验材料:白术生品、麸炒白术、蒸馏水。

【方法与步骤】

1. 白术的炮制

取白术生品,按麸炒的方法进行炮制。

2. 挥发油的提取及其含量测定

精密称取白术生品及炮制品(过二号筛)粉末各 50 g,置烧瓶中,加蒸馏水 400 mL,振摇混匀后,连接到挥发油提取测定装置,自冷凝管上端加水使其充满挥发油提取器的刻度部分,并溢入烧瓶。置于电热套上,缓缓加热至沸腾,保持微沸 5 h,至提取器中挥发油量不再增加为止,停止加热,稍冷却,开启提取器下端的活塞,将水缓缓放出,至油层上端达到零刻度线上方 5 mm 处为止。放置 1 h 后,再开启活塞使油层下降至其上端恰与零刻度线平齐,读取挥发油体积,并根据下列公式计算挥发油的含量:

$$挥发油含量(mL/g) = \frac{挥发油体积(mL)}{药材质量(g)}$$

【数据统计与分析】

统计各批次实验测定数据,填入表 3.3 中,并进行统计学分析,比较白术麸炒前后挥发油含量有无显著性差异。

表3.3 生白术和麸炒白术中挥发油含量测定结果

组别	生白术	麸炒白术
1		
2		
…		
平均值		

【注意事项】

(1) 白术生品和麸炒品在提取前应粉碎,以提高挥发油的提取率。

(2) 挥发油提取装置的各连接部位应密封,以免挥发油损失,造成实验误差。

实验四 马钱子砂烫前后马钱子碱和士的宁的含量比较

【实验目的】

(1) 掌握马钱子炮制前后马钱子碱和士的宁的含量变化。

(2) 掌握砂烫马钱子的目的和意义。

(3) 了解液相色谱分析方法在中药炮制学科中的应用。

【实验原理】

(1) 马钱子为马钱科植物马钱(*Strychnos nux-vomica* L.)的干燥成熟种子。味苦,性温,生品有大毒。砂炒可降低毒性,且质地变脆,易于去除绒毛,制后可供内服,用于风湿痹痛、跌打损伤等症。

(2) 马钱子中主要含有士的宁、马钱子碱。现代研究结果显示,马钱子的砂炒法以230～240℃条件下烫3～4 min 为最佳条件,在该条件下,马钱子碱和士的宁均发生不同程度的降低。本实验通过采用高效液相色谱的分析方法,对马钱子炮制前后马钱子碱和士的宁的含量进行测定,以进一步验证其"炮制减毒"的科学性。

【实验器材】

(1) 实验器具:分析天平、回流装置、高效液相色谱仪、量瓶、锥形瓶等。

(2) 实验材料:马钱子、马钱子碱对照品、士的宁对照品、氢氧化钠、三氯甲烷、甲醇、无水硫酸钠、滤纸等。

【方法与步骤】

1. 制马钱子的炮制

取净马钱子,照砂烫法,拌炒至深棕色,鼓起,内面呈红褐色,在起小泡时取出,除去毛,放凉,捣碎备用。

2. 高效液相色谱法测定样品中马钱子碱和士的宁的含量

(1) 色谱条件与系统适用性实验:以十八烷基硅烷键合硅胶为填充剂;以乙腈－0.01 mol/L 庚烷磺酸钠与 0.02 mol/L 磷酸二氢钾等量混合溶液(用10%磷酸调节 pH 至2.8)(21∶79)为流动相;检测波长为 260 nm。理论板数按士的宁峰计算应不低于5000。

(2) 对照品溶液的制备。备取士的宁对照品 6 mg、马钱子碱对照品 5 mg,精密称定,分别置于 10 mL 量瓶中,加三氯甲烷适量,使其溶解并稀释至刻度,摇匀。分别精密量取 2 mL,置于同一 10 mL 量瓶中,用甲醇稀释至刻度,摇匀,即得(每 1 mL 含士的宁 0.12 mg 、马钱子碱 0.1 mg)。

(3) 供试品溶液的制备:取本品粉末(过三号筛)约 0.6g ,精密称定,置于具塞锥形瓶中,加氢氧化钠试液 3 mL,混匀,放置 30 min,精密加入三氯甲烷 20 mL,密塞,称定重量,置水浴中回流提取 2 h,放冷,再称定重量,用三氯甲烷补足减失的重量,摇匀,分取三氯甲烷溶液,用铺有少量无水硫酸钠的滤纸滤过,弃去初滤液,精密量取续滤液 3 mL,置量瓶中,加甲醇至刻度,摇匀,即得。

(4) 测定:分别精密吸取对照品溶液与供试品溶液各 10 μL。

【数据统计与分析】

将马钱子炮制前后生物碱含量测定结果填入表 3.4 中。通过对各批次马钱子生品和炮制品的马钱子碱和士的宁的含量进行对比分析,采用统计学方法计算马钱子炮制前后马钱子碱和士的宁含量有无显著性变化。

表 3.4　马钱子炮制前后生物碱含量测定结果

组别	马钱子碱	士的宁
马钱子生品		
马钱子炮制品		

【注意事项】

(1) 三氯甲烷有毒性,在操作时应在通风橱内进行。

(2) 马钱子及其生物碱是剧毒药,应注意安全,严禁带出实验室。

实验五　延胡索炮制前后总生物碱含量变化

【实验目的】

(1) 掌握总生物碱的测定方法。

(2) 掌握延胡索酸碱滴定的原理。

【实验原理】

延胡索(*Corydalis yanhusuo* W. T. Wang ex Z. Y. Su et C. Y. Wu)为罂粟科植物的干燥块茎,具有活血、行气、止痛的功效,其药材中主要的活性成分为小檗碱型生物碱类化合物。根据炮制学理论,延胡索的炮制方法一般为醋炙,如前所述。炮制后,延胡索中的生物碱可以形成盐类,在煎煮过程中能够有效析出。本实验利用延胡索和硫酸成盐,再用酸碱滴定法对其总生物碱进行测定,研究其炮制前后总生物碱的变化。延胡索乙素和延胡乙素硫酸盐的化学结构式如下:

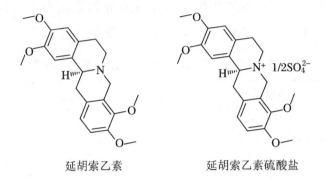

延胡索乙素　　　　　　　　延胡索乙素硫酸盐

【实验器材】

(1) 实验器具:电子天平、分液漏斗、烧杯、容量瓶、滴定管等。

(2) 实验材料:生延胡索、醋延胡索、蒸馏水、浓氨水、甲基红-溴甲酚绿指示剂、氢氧化钠等。

【方法与步骤】

1. 供试品的制备

分别精密称取粉碎的生品延胡索和醋炙延胡索 10 g,平行 2 份,置于 1000 mL 烧杯中,加水煎煮 2 次,第一次加水 200 mL,第二次加水 100 mL,每次 25 min。过滤,合并滤液,记录滤液体积。将滤液用浓氨水调节 pH 至 11~12,转移至分液漏斗中,再用等体积的氯仿(或二氯甲烷)萃取 3 次。合并萃取液,并浓缩至小体积,转移入 50 mL 容量瓶中,并加氯仿至刻度。

2. 酸碱滴定法对总生物碱的含量测定

精密吸取样品液 5 mL 于烧杯中,精确加入 0.02 N(N 为当量浓度,即 1 L 溶液中所含溶质的质量(g))硫酸溶液 20 mL,置于水浴中除去氯仿,加甲基红-溴甲酚绿指示剂(0.10%甲基红醇液与 0.2%溴甲酚绿醇液以 2∶3 的比例混合)4 滴,用 0.02 N 氢氧化钠溶液滴定,终点由红色转为蓝绿色。

【数据统计与分析】

将生延胡索和醋延胡索中生物碱含量测定结果填入表 3.5 中。总生物碱含量以延胡索乙素计算,每毫升 0.02 N 氢氧化钠溶液相当于 7.1084 mg 延胡索乙素($C_{21}H_{25}O_4N$),以延胡索乙素计算其总生物碱含量。

表 3.5　生延胡索和醋延胡索中生物碱含量测定结果

组别	生延胡索	醋延胡索
1		
2		
…		
平均值		

【注意事项】

(1) 氯仿为毒性试剂,在挥发过程中,需要放置于通风橱内。

(2) 在硫酸溶液配制的过程中,需要依照规定进行配制,防止烧伤。

小贴士　几种溶液的配制方法

0.02N 硫酸溶液的配制方法:精确称取 2 g 浓硫酸,搅拌后缓缓加入 100 mL 水中,再全部转移至 1000 mL 容量瓶中,加水至满刻度,摇匀。

0.02N 氢氧化钠溶液的配制方法:准确称取 0.8 g 的氢氧化钠,溶于 500 mL 蒸馏水中,再移入到 1000 mL 容量瓶中,定容至刻度。

溴甲酚绿和甲基红混合溶液的配制方法:称取 0.1 g 溴甲酚绿,溶于乙醇(95%),用乙醇(95%)稀释至 100 mL,为溶液 1。称取 0.2 g 甲基红,溶于乙醇(95%),用乙醇(95%)稀释至 100 mL,为溶液 2。最后,取 30 mL 溶液 1 和 10 mL 溶液 2,混匀。

实验六　延胡索醋炙前后镇痛作用比较

【实验目的】

通过对延胡索醋炙前后的镇痛作用进行比较实验,加深对中药炮制过程的必要性和中药炮制增效作用的认识。

【实验原理】

延胡索(*Corydalis yanhusuo* W. T. Wang ex Z. Y. Su et C. Y. Wu)为罂粟科植物的干燥块茎,具有活血、行气、止痛的功效,其药材中主要的活性成分为小檗碱型生物碱类化合物。延胡索醋制后可提高其生物碱的煎出率,从而增强其镇痛作用。本实验利用小鼠扭体法和热板法来探讨延胡索炮制前后镇痛作用的差异。

【实验器材】

生延胡索、醋延胡索、小鼠、醋酸、电热板等。

【方法与步骤】

1. 供试品的制备

分别取延胡索生品和延胡索炮制品各 25 g,粉碎后放入水中煎煮两次,第一次用水 200 mL,第二次用水 100 mL,每次煎煮时间为 25 min,过滤,合并滤液并浓缩至 100 mL,备用。

2. 小鼠镇痛实验

(1) 方法一:扭体法。

取健康雄性小鼠,体重为 18~22 g,随机分为 3 组,每组 5 只。分别灌服生理盐水、生品以及醋炒延胡索水煎液 0.6 mL/只。40 min 后,于各鼠腹腔注射

0.7%醋酸液 0.1 mL/10 g,观察并记录小鼠产生扭体反应的次数。

(2) 方法二:热板法。

取健康雌性小白鼠,体重为 18~22 g,随机分为 3 组,每组 10 只。分别灌服生理盐水、生品和醋炒胡索水煎液 0.6 mL/只,给药 30 min 和 60 min 后测定痛域值。若小白鼠在热板上 60 min 仍无痛觉反应,即取出按 60 min 记。

【数据统计与分析】

实验结果记录为 $\bar{x} \pm s$,将延胡索不同饮片对小鼠扭体次数和舔足次数的数据填入表 3.6 中,并对实验数据进行分析,$P<0.05$ 时有统计学意义。

表 3.6　延胡索不同饮片对小鼠扭体次数和舔足次数的影响

组别	扭体次数	舔足次数
生理盐水		
生延胡索		
醋延胡索		

【注意事项】

(1) 本实验首先要确定一个范围,排除疼痛异常敏感和疼痛特别不敏感的小鼠,使处理组与对照组的统计学处理有意义(剔除非常偏的数据)。热板法的正常阈值一般是 5~20 s,扭体法的正常表现是每 15 min 扭十多下。

(2) 热板法中,小鼠往常会相继出现不安、举前足、踢足、舔足、跳跃反应(因为小鼠会站立而前足离地,所以以后足的反应为准),但只有舔足才能作为疼痛的指标;扭体法的典型表现是腹部内凹,然后伸后足(伸后足的动作具体还包括躯干伸张、臀部抬高、身体扭曲)。

实验七　HPLC 法比较大黄酒制前后蒽醌苷类成分变化

【实验目的】

（1）通过对生大黄和酒大黄中泻下成分结合蒽醌的含量进行测定，以了解大黄炮制的意义和原理。

（2）掌握 HPLC 法含量测定的基本原理。

【实验原理】

大黄为蓼科植物掌叶大黄（*Rheum palmatum* L.）、药用大黄（*Rheum officinale* Baill.）、唐古特大黄（*Rheum tanguticum Maxim.* ex Balf.）的干燥根和根茎。生品大黄性寒，具有泻下攻积、清热利湿等功效。大黄酒制后可借酒性缓和其含量之性，用于脾胃虚寒兼有热邪等病症。

大黄主要含有结合蒽醌和游离蒽醌。游离蒽醌类有大黄酸、大黄素、大黄酚、芦荟大黄素、大黄素甲醚，为大黄抗菌的有效成分；结合性蒽醌有单蒽醌苷类，如大黄素、大黄酚和芦荟大黄素的双葡萄苷，还有双蒽酮苷类，如番泻苷 A、B、C、D、E、F，为大黄泻下的主要成分。大黄炮制后，番泻苷 A、B 含量下降，炮制后使一部分蒽醌苷类成分转化成游离蒽醌，导致游离蒽醌含量有所上升，故而使其泻下作用减弱，抗菌消炎作用增强。酒炙后结合性蒽醌类成分含量下降，与传统观念所认为的酒炙可减弱大黄的泻下作用相一致。采用 HPLC 法比较大黄炮制前后蒽醌苷类成分含量的变化。

【实验器材】

（1）实验器具：加热装置（燃气灶、电炉等）、炒制设备（炒锅、锅铲）、搪瓷盘、高效液相色谱仪、超声波清洗仪器、电子天平、高速万能粉碎机、锥形瓶。

（2）实验材料：大黄、黄酒。

【方法与步骤】

1. 样品制备

（1）大黄的制备：取净大黄饮片50 g，粉碎过50目筛，备用。

（2）酒大黄的炮制：取净大黄饮片50 g，用黄酒5 g淋喷拌匀，闷润30 min，待酒被吸尽后，入热锅，用文火翻炒至干，表面呈深棕色或棕褐色时，取出晾凉，除去碎屑，粉碎过50目筛，备用。

2. 大黄不同炮制品中番泻苷A、番泻苷B的含量测定

（1）色谱条件和系统适用性实验：C_{18}色谱柱（150 mm×4.6 mm，5 μm），流动相为0.1%磷酸水（A）-乙腈（B）梯度洗脱，洗脱程序见表3.7，进样量为10 μL，柱温30 ℃，流速为1 mL/min，检测波长为340 nm。

表 3.7　梯度洗脱程序

时间（min）	流动相 A 0.1%磷酸水	流动相 B 乙腈
0～27	87%	13%
27～40	87%→84%	13%→16%
40～47	84%	16%
47～50	84%→62%	16%→38%
50～60	62%→47%	38%→53%
60～65	47%→40%	53%→60%
65～75	40%	60%

（2）对照品溶液的制备：精密称取番泻苷A和番泻苷B对照品适量，加入甲醇—水（3∶2）溶解并定容，分别制成110.0 μg/mL番泻苷A、95.6 μg/mL番泻苷B对照品储备液，混匀即得。

（3）供试品溶液的制备：分别取大黄、酒大黄粉末（过3号筛）各约0.2 g，精密称定，置具塞锥形瓶中，加入80%甲醇30 mL，称定重量，超声提取1 h，放置冷却，用80%的甲醇补足损失重量，混匀，滤过，取续滤液过0.22 μm微孔滤

膜,取续滤液即得。

（4）测定法:精密吸取各供试品溶液 $10\ \mu L$,注入高效液相色谱仪,测定,即得。按照干燥品计,分别计算各样品中番泻苷 A 和番泻苷 B 的含量。

【数据统计与分析】

将大黄不同炮制品中番泻苷 A 和番泻苷 B 的含量测定结果填入表 3.8 中,并进行统计学分析。

表 3.8　大黄不同炮制品中番泻苷 A 和番泻苷 B 的含量测定

样品组	样品取样量(g)	番泻苷 A 含量	番泻苷 B 含量
生大黄			
酒大黄			

【注意事项】

（1）药物加入一定量酒拌匀闷润过程中,容器上面应加盖,以免酒被迅速挥发。

（2）酒炙一般为药物每 100 kg 加黄酒 10~20 kg,若酒的用量较少,不易拌匀药物时,可适量加水稀释。

（3）酒炙药物一般用文火,勤翻动,炒至近干,颜色加深时,即可取出,晾凉。

实验八　炉甘石炮制前后化学成分变化

【实验目的】

（1）掌握炉甘石煅制的基本操作方法、注意事项及成品质量。

（2）通过对炉甘石煅制前后内含成分进行比较，明确炉甘石炮制的目的和意义。

【实验原理】

（1）生炉甘石主含 $ZnCO_3$，在高温条件下煅烧生成 ZnO，易于炉甘石更好地发挥消炎生肌、收敛的功效。

（2）$ZnCO_3$ 在酸性溶液中，生成 $ZnCl_2$ 及 CO_2，CO_2 遇到 $Ca(OH)_2$ 溶液可生成 $CaCO_3$ 沉淀。

【实验器材】

（1）实验器具：电炉、坩埚、坩埚钳、天平、乳钵、搪瓷缸或不锈钢烧杯、锥形瓶（250 mL）、烧杯、量筒、试管、干燥箱、玻璃漏斗、铁架台、酸碱式滴定管等。

（2）实验材料：炉甘石、盐酸、氢氧化钙、氨水、NH_4OH—NH_4Cl 缓冲溶液、水、磷酸氢二钠、铬黑 T、EDTA 等。

【方法与步骤】

1. 定性实验

取生、煅炉甘石各 15 g，分别置于锥形瓶中，加入适量蒸馏水，再加稀盐酸 15 mL，迅速用具有玻璃弯管的橡皮塞塞紧，将弯管另一端插入装有 $Ca(OH)_2$ 溶液的试管内，观察发生的现象，可见与生炉甘石溶液相通的试管内有沉淀产生。

2. 炉甘石煅制前后 ZnO 含量测定

（1）生炉甘石中 ZnO 的百分含量测定。

取生炉甘石细粉约 0.1 g（精确到 0.001 g），在 105 ℃下干燥 1 h，放冷后精密称定重量。将其置于锥形瓶（250 mL）中，加入稀盐酸 10 mL，振摇，加浓氨水和 NH_4OH—NH_4Cl 缓冲液各 10 mL，摇匀，加磷酸氢二钠 10 mL，振摇，过滤。锥形瓶用 NH_4OH—NH_4Cl 和水（1∶4）混合液洗涤 3 次，每次 10 mL，合并洗液和滤液，加铬黑 T 指示剂少许，用 0.05 mol/L 的 EDTA 溶液滴定，至溶液由紫红色变为纯蓝色即可。

（2）煅炉甘石中 ZnO 的百分含量测定。

取煅炉甘石细粉约 0.1 g，在温度 105 ℃下干燥 1 h，放冷后精密称定重量。置于锥形瓶（250 mL）中，加入 NH_4OH—NH_4Cl 缓冲液 30 mL，加塞，置于 90～95 ℃水浴中保温 1 h（每 20 min 搅拌 1 次），过滤。锥形瓶用 NH_4OH—NH_4Cl 和水（1∶4）混合液洗涤 3 次，每次 10 mL，合并洗液和滤液，加铬黑 T 指示剂少许，用 0.05 mol/L 的 EDTA 溶液滴定，至溶液由紫红色变为纯蓝色即可。煅炉甘石中 ZnO 的含量测定公式如下：

$$ZnO\ 含量 = \frac{VT}{S} \times 100\%$$

其中，V 表示消耗 0.05 mol/L EDTA 溶液的毫升数；$T = 4.069$，表示每毫升 EDTA溶液（0.05 mol/L）相当于 4.069 mg ZnO；S 表示样品重量（mg）。

【数据统计与分析】

统计各批次生炉甘石及煅炉甘石中 ZnO 的含量，将这些数据填入表 3.9，并进行数据分析。

表 3.9　煅制前后炉甘石中 ZnO 的含量测定结果

组别	生炉甘石	煅炉甘石
1		
2		
…		
平均值		

【注意事项】

（1）进行炉甘石定性实验时，加入稀盐酸后，动作要迅速，立即将玻璃弯管插入装有 $Ca(OH)_2$ 溶液的试管中。

（2）进行炉甘石定性实验时，装有样品的锥形瓶和装有 $Ca(OH)_2$ 溶液的试管均须倾斜一定的角度，以 45°为宜。

实验九　黄芩蒸制前后水煎液中黄芩苷含量变化

【实验目的】

（1）比较黄芩蒸制前后水煎液中黄芩苷的含量。

（2）掌握黄芩蒸制"杀酶保苷"的科学内涵。

【实验原理】

（1）黄芩为唇形科植物黄芩（*Scutellaria baicalensis* Georgi）的干燥根。具有清热燥湿、泻火解毒、止血、安胎的功能。黄芩蒸制的目的是灭活酶，防止苷类成分分解，保存药效，同时又能使药物软化，利于切片。

（2）未经蒸制的黄芩遇冷水变绿，是由于其含有的黄芩酶在一定温度、湿度下可酶解黄芩中的主要成分黄芩苷产生葡萄糖醛酸和黄芩苷元。黄芩苷元易被氧化，形成绿色络合物，因此生黄芩饮片遇水变绿。未经蒸制的黄芩水煎液中黄芩苷含量较低，是由于在煎煮过程中，黄芩苷在一定的温度和湿度条件下会被植物体内的酶水解，从而造成黄芩水煎液中黄芩苷含量较低。黄芩蒸制后，由于蒸汽的"杀酶保苷"作用，可较大限度地保存有效成分黄芩苷。

（3）传统中药以汤剂（水煎液）入药，本实验通过比较生黄芩和蒸黄芩水煎液中指标性成分黄芩苷的含量，进一步验证黄芩"杀酶保苷"的科学性。

【实验器材】

黄芩（生品、蒸制品）、高效液相色谱仪、乙腈、蒸馏水、水浴锅、电炉等。

【方法与步骤】

（1）色谱条件与系统适用性实验：以十八烷基硅烷键合硅胶为填充剂；以甲醇-水-磷酸（47∶53∶0.2）为流动相；检测波长为 280 nm。理论板数按黄芩苷峰计算应不低于 2500。

（2）对照品溶液的制备：取在 60 ℃减压干燥 4 h 的黄芩苷对照品适量，精密称定，加甲醇制成每 1 mL 含 60 μg 的溶液，即得。

（3）供试品溶液的制备：取本品粉末约 0.3 g，精密称定，加蒸馏水 40 mL，加热回流 3 h，放冷，滤过，滤液置 100 mL 量瓶中，用少量蒸馏水分次洗涤容器和残渣，洗液滤入同一量瓶中，加蒸馏水至刻度，摇匀。精密量取 1 mL，置于 10 mL量瓶中，加甲醇至刻度，摇匀，即得。

【数据统计与分析】

统计各批次实验测定数据，填入表 3.10 中，并进行统计学分析。比较黄芩蒸制前后黄芩水煎液中黄芩苷的含量有无显著性差异。

表 3.10　生黄芩和蒸黄芩水煎液中黄芩苷含量测定结果

组别	生黄芩	蒸黄芩
1		
2		
…		
平均值		

【注意事项】

（1）供试品溶液提取完成后注意用提取试剂补足减失的重量。

（2）高效供液相色谱仪的流动相在使用前应进行过滤、超声脱气处理。

实验十　苦杏仁燀制前后水煎液中苦杏仁苷含量变化

【实验目的】

（1）比较苦杏仁燀制前后水煎液中苦杏仁苷的含量。

（2）掌握苦杏仁燀制"杀酶保苷"的科学内涵。

【实验原理】

苦杏仁是蔷薇科植物山杏（又称为西伯利亚杏 *Armeniaca sibirica*（L.）Lam.）、东北杏（*Prunus mandshurica*（Maxim.）Koehne.）或杏（*Armeniaca Vulgaris* Lam.）的干燥成熟种子。传统中药炮制理论认为其皮尖有小毒，燀制后一方面可利于其去皮，另一方面可保存其疗效，保证药材质量。

苦杏仁苷是苦杏仁中的主要化学成分之一。生品苦杏仁中含有苦杏仁酶、野樱酶等多种酶。在水煎煮的过程中，开始一段时间的温度适宜酶发挥其活性，酶可将苦杏仁苷水解，使其迅速酶解并释放出氢氰酸。苦杏仁经燀制后，其酶被破坏，保留了苷类成分。故苦杏仁苷在燀制品水煎液中的含量高于生品。

传统中药以汤剂（水煎液）入药，本实验通过比较生杏仁和燀杏仁水煎液中指标性成分苦杏仁苷的含量，进一步验证苦杏仁"杀酶保苷"的科学性。

【实验器材】

苦杏仁（生品、燀制品）、高效液相色谱仪、乙腈、蒸馏水、水浴锅、电炉等。

【方法与步骤】

（1）色谱条件与系统适用性实验：以十八烷基硅烷键合硅胶为填充剂；以乙腈－0.1%磷酸溶液（8：92）为流动相，检测波长为 207 nm。

（2）对照品溶液制备：取苦杏仁苷对照品适量，精密称定，加甲醇制成每

1 mL含 40 μg 苦杏仁苷的对照品溶液,即得。

（3）供试品溶液制备:取本品粉末(过 2 号筛)约 0.25 g,精密称定,置于具塞锥形瓶中,精密加入蒸馏水 25 mL,密塞,称定重量,加热回流 60 min,放冷,再称定重量,用水补足减失的重量,摇匀,过滤,精密量取续滤液 5 mL,置于 50 mL量瓶中,加水稀释至刻度,摇匀,滤过,取续滤液,即得。

【数据统计与分析】

统计各批次实验测定数据,填入表 3.11 中,并进行统计学分析。

表 3.11　生杏仁和燀杏仁水煎液中苦杏仁苷含量测定结果

组别	生杏仁	燀杏仁
1		
2		
…		
平均值		

【注意事项】

（1）供试品溶液提取完成后要注意用提取试剂补足减失的重量。

（2）生品苦杏仁在煎煮时因酶解会释放少量 HCN,此操作应在通风处进行。

第四章　中药炮制学设计性实验

中药炮制学设计性实验有别于传统中药炮制学实验及中药炮制学验证性实验。设计性实验不再局限于中药炮制学科本身,其涉及中药化学、中药药理学、中药分析学、生物化学等多个学科。

设计性实验首先应体现中药炮制学的学科特点与特色,选取具有代表性的实验项目,从中药炮制的全过程去理解、阐释中药炮制的科学内涵。一般由教师指定实验范围、实验目的和实验要求,由学生查阅文献、确定实验条件、选择实验器材、对实验加以实施并对结果进行综合分析处理。其目的在于使学生初步掌握中药炮制科研设计实验的基本思路和方法,激发学生学习的主动性、创造性,提高学生的自主学习能力、认识能力,开拓学生的创新意识。

设计性实验选题范围较广,涉及炮制工艺的优选、不同炮制品的质量分析、中药饮片炮制前后化学成分的比较研究、饮片特征图谱的研究、传统炮制理论的科学内涵研究、炮制程度对饮片质量的影响研究等。同时还应充分考虑融入现代科学技术手段,将现代光谱、色谱、热分析、热成像、电子鼻、电子眼等科学技术融入中药炮制的研究中。另外,所选择的实验项目要充分考虑可行性,应考虑所在实验室能提供的实验材料、仪器设备及其他相关的实验条件,防止出现因条件所限导致实验设计不能完成的窘境。

在进行实验设计时,应注意坚持均衡对照、随机化和重复性的原则。随机化就是把研究对象分为几组,使分入研究组与对照组的机会均等,以便使系统误差降到最低限度。重复性是指科研结果可重复,是保证科研结果可靠性的重要措施之一。在进行实验设计时,还应正确对待实验数据和结果,要对其进行合理的分析和讨论。

实验一　黄精酒蒸工艺优选及酒蒸前后抗疲劳作用设计性实验

【实验目的】

（1）掌握黄精酒蒸实验设计的目的及意义。

（2）掌握黄精酒蒸的炮制方法和操作要领。

（3）通过分组，使学生自主进行文献查阅、实验设计和研究工作，培养学生自主学习、团队合作及协作的精神，培养学生动手科研的能力。

（4）掌握文献检索及科研论文的撰写方法。

（5）提高学生在实际工作中分析和解决问题的能力。

【选题思路及意义】

"生熟异治"是中药炮制的特色与核心。中药炮制的主要目的在于改变药物的性味和功效，药物炮制后功效的改变是中药饮片应用于临床的关键所在。合理化、规范化的炮制工艺是保证饮片临床疗效的前提。

疲劳是涉及多个生理生化因素的综合性生理过程，是人体脑力或体力劳动到一定阶段时必然出现的一种正常的生理现象，是一种应激表现。传统中医学理论认为，疲劳是由于人体阴阳失衡、正气虚弱、气血不足而引起的一种疾病。运动耐力的提高是抗疲劳能力加强的最有力的宏观表现，游泳时间的长短可以反映动物运动疲劳的程度。

黄精为百合科植物滇黄精（*Polygonatum kingianum* Coll. et Hemsl.）、黄精（*Polygonatum sibiricum* Red.）或多花黄精（*Polygonatum cyrtonema* Hua.）的干燥根茎。服用生黄精可产生口舌麻木、刺激咽喉的副作用。黄精酒蒸后可消除麻味、刺激性等副作用，会增强补脾益肾的功效。黄精酒蒸后黄酒可助药势，使黄精更好地发挥补益作用，故临床上多选用酒蒸黄精治疗正气虚弱等症。

黄精酒蒸过程中影响饮片质量的关键因素为蒸制时间、蒸制次数和加酒量。本实验可在单因素考察的基础上，设计正交实验，优选黄精酒蒸的工艺参数。抗疲劳作用在一定程度上可反映黄精酒蒸的补益作用，本实验从黄精酒蒸前后对提高小鼠负重游泳能力的影响，初步阐释黄精酒蒸的科学内涵。

【实验要求】

(1) 全班同学以 5～6 人一组，每组均需查阅黄精炮制的相关文献，形成文献综述。

(2) 各小组同学需掌握黄精酒蒸的操作方法和步骤。

(3) 各小组同学均应参与实验设计，提出自己的见解。

【可供参考的实验设计】

1. 材料与动物

(1) 饮片制备生黄精：取原药材，除去杂质，洗净，略润，切厚片，干燥。

(2) 实验动物：ICR 小鼠(体重为 18～22 g)，SPF 级，雌雄各半。

(3) 试药：无水葡萄糖、浓硫酸、蒽酮等。

2. 方法与结果

(1) 黄精多糖含量测定方法的建立。

学生需查阅文献，设计建立黄精多糖含量测定的方法。

(2) 黄精酒蒸单因素实验。

选取黄精蒸制时间、蒸制次数、黄酒用量作为考察因素，三个因素分为三个水平，各因素水平见表 4.1。分别取黄精 100g，加黄酒闷润，置于蒸锅内隔水蒸，进行工艺考察，优选出酒黄精常压蒸制的最佳炮制工艺。A 因素为蒸制时间(h)，B 因素为蒸制次数(次)，C 因素为黄酒加入量(%)。

表 4.1　正交实验因素水平表

水平	A因素	B因素	C因素
	蒸制时间(h)	蒸制次数(次)	黄酒加入量
1	4	1	10%
2	5	2	20%
3	6	3	30%

（3）正交设计优选黄精酒蒸的最佳条件。

统计各批次的实验测定数据，填入表4.2中。

表 4.2　黄精酒蒸最佳工艺正交表($n＝3$)

实验号	蒸制时间 (h)	蒸制次数 (次)	黄酒加入量	黄精多糖 含量	外观性状	综合评分
1	4	1	10%			
2	4	2	20%			
3	4	3	30%			
4	5	1	20%			
5	5	2	30%			
6	5	3	10%			
7	6	1	30%			
8	6	2	10%			
9	6	3	20%			

（4）最佳工艺优选。

根据正交设计结果进行数据分析，优选最佳工艺参数。

（5）生黄精和酒黄精水提液的制备。

取黄精生品和酒黄精各 500 g，加入 5 倍体积的水（2500 mL），煎煮 30 min，4 层纱布过滤，药渣继续加入 4 倍体积的水（2000 mL），煎煮 30 min，过滤，合并两次提取的滤液，减压浓缩至含生药量为 1 kg/L，4 ℃冰箱保存备用。

（6）剂量及分组。

取 ICR 小鼠，随机分成以下几组：正常对照组、西洋参含片阳性对照组、黄精生品组高剂量组（24 g/kg）、中剂量组（12 g/kg）和低剂量组（6 g/kg）、酒黄精组高剂量组（24 g/kg）、中剂量组（12 g/kg）和低剂量组（6 g/kg）每组 10 只，雌雄各半，各组灌胃给药，1 次/天 ，连续灌胃 14 天，正常对照组给予等体积生理盐水灌胃。

（7）小鼠负重游泳实验。

末次给药 30 min 后，给每只小鼠称量质量，在小鼠尾部同一部分给小鼠负其体重 10%的铅皮，使铅皮固定且松紧度适宜，放入水温为（25±0.5）℃、水深不少于 30 cm 的游泳箱中，并保持水温恒定。用秒表记录自小鼠落水到头部全部沉入水中持续 10 s 不能浮出水面为止的时间，该时间为小鼠的游泳时间。

（8）统计学分析。

所有数据用 $\bar{x}\pm s$ 表示，采用 SPSS 20.0 统计分析软件进行统计学处理，通过单因素方差分析来评价结果的统计差异性。$P<0.05$ 时有统计学意义。

（9）结果统计。

统计各批次实验测定数据，填入表 4.3 中，并进行统计学分析。

表 4.3　生黄精、酒黄精对小鼠游泳时间的影响（$\bar{x}\pm s$，$n=10$）

组别	剂量（g/kg）	游泳时间（s）
正常对照组	—	
西洋参含片阳性药组	0.073	
黄精生品组	24	
	12	
	6	
酒黄精组	24	
	12	
	6	

（10）结果分析。

根据实验结果，分析最佳工艺及黄精酒蒸前后抗疲劳作用有无显著性差异。

【注意事项】

（1）学生应依据实验方案，向实验室管理部门（实验中心）提交所需试药和实验物品的清单，预订动物房和实验室的使用时间。

（2）学生应按照实验方案进行实验，并做好原始记录。同时要根据实验的实际情况，及时与指导教师沟通，调整优化实验方案。

（3）实验完成后，学生应对实验结果进行整理、总结、分析，形成实验报告。实验报告应如实反映实验过程，要分析实验结果的可信度，讨论实验结果所体现出的中药炮制的科学内涵。

实验二　蒲黄炒炭工艺优选及其"炒炭存性"科学内涵设计性实验

【实验目的】

（1）掌握蒲黄"炒炭存性"研究实验设计的目的及意义。

（2）掌握蒲黄炒炭的炮制方法和操作要领。

（3）通过分组，使学生自主进行文献查阅、实验设计和研究工作，培养学生自主学习、团队合作及协作精神，培养学生动手科研的能力。

（4）掌握文献检索及科研论文的撰写方法。

（5）提高学生在实际工作中分析和解决问题的能力。

（6）了解影响中药特征图谱研究过程中的关键因素，为学生对中药饮片质量标准的研究奠定基础。

【选题思路及意义】

"炒炭存性"是中药饮片炭药的质量标准与炮制要求，是保证炭药临床疗效的核心。"炒炭存性"要求饮片不失药材之真性,即要求炭药既要能辨认其形状,又不能完全灰化,要保留药材原有的特性。

蒲黄为香蒲科植物水烛香蒲(*Typha angustifolia* L.)、东方香蒲(*Typha orientalis* Presl.)或同属植物的干燥花粉。蒲黄在明清时期即有炒炭入药,其炒炭后主要产生止血功效,但要求其应"存性"。由于生蒲黄为细小的花粉粒,体微质轻,在采用直火加热炒炭过程中,极易着火燃烧以致灰化,这样不仅容易造成安全隐患,而且会严重影响药物的临床疗效,因此要"炒炭存性"。

鞣质具有收敛止血的作用,鞣质含量可在一定程度上反映止血作用。有文献研究表明,蒲黄炒炭后其鞣质含量会发生改变,因此以鞣质含量作为筛选蒲黄炒炭工艺的评价指标具有科学性。

HPLC-DAD 特征图谱可以从中药化学成分分类群的角度出发,较为客观全面地阐释饮片中相关成分的构成信息,对于含有紫外吸收化学成分的饮片尤为适宜。该方法操作简便,准确度高,精密性好,对供试品的制备要求相对较低,现已广泛应用于中药饮片质量控制及炮制原理研究。

研究表明,"炒炭存性"要求不能完全破坏饮片中的有效成分。本实验从蒲黄中的主要化学成分入手,选取 HPLC-DAD 分析方法,从整体化学成分类群层面揭示蒲黄"炒炭存性"的科学内涵。

【实验要求】

(1) 全班同学以 5～6 人一组,每组均需查阅蒲黄炒炭的相关文献,形成文献综述。

(2) 各小组同学需掌握蒲黄炒炭的操作方法和步骤。

(3) 各小组同学均应参与实验设计,提出自己的见解。

【可供参考的实验设计】

1. 蒲黄中鞣质含量测定方法

(1) 没食子酸对照品溶液配制及标准曲线的绘制。

取没食子酸适量,精密称定,置于 100 mL 的棕色容量瓶中,加水制成 51.1 μg/mL 的没食子酸对照品溶液。精密量取对照品溶液 0.1 mL、0.5 mL、

1.0 mL、2.0 mL、3.0 mL、4.0 mL、5.0 mL，分别置于 25 mL 棕色容量瓶中，分别加入磷钼钨酸溶液 1 mL，再各加水 12 mL、11.9 mL、11.5 mL、11 mL、10 mL、9 mL、8 mL、7 mL，用 29% 的 Na_2CO_3 溶液稀释至刻度，摇匀，放置 30 min，在 760 nm 处测定吸光度值，以没食子酸浓度为横坐标，吸光度值为纵坐标，绘制标准曲线。

（2）供试品溶液的制备。

取各产地的蒲黄生品及蒲黄炭粉末 1 g，平行取样各 5 份，精密称定，置于 100 mL 棕色容量瓶中，加 80 mL 水放置过夜，超声处理 10 min，放冷，用水稀释至刻度，摇匀，滤过，弃去初滤液，精密量取续滤液 40 mL，置于 100 mL 棕色容量瓶中，用水稀释至刻度，摇匀，即得。

2. 蒲黄炒炭最佳工艺优选

基于文献调研的基础上，以蒲黄鞣质含量作为指标，考察蒲黄炒炭过程中的两个关键因素，即炮制温度（100 ℃、120 ℃、140 ℃）和炮制时间（1 min、2 min、3 min），分别进行单因素实验，优选蒲黄炒炭最佳工艺。实验设计见表 4.4、表 4.5。

表 4.4　蒲黄炒炭最佳温度考察

温度(℃)	鞣质含量(mg/g)
100	
120	
140	

表 4.5　蒲黄炒炭最佳炒制时间考察

时间(min)	鞣质含量(mg/g)
1	
2	
3	

根据单因素实验结果进行直观分析，优选出蒲黄炒炭的最佳工艺。

3. 蒲黄饮片最佳特征图谱色谱条件的建立

（1）最佳色谱条件的选择。

考察甲醇-水、乙腈-水等不同流动相条件，0.8 mL/min、1.0 mL/min、1.2 mL/min不同的流速，采用DAD全波长扫描法确定最佳检测波长，研究不同色谱条件对色谱行为的影响，确定最佳色谱条件。

（2）供试品溶液的制备。

取浓度分别为30%、50%、70%、100%的甲醇，乙醇等不同溶剂各25mL，密塞，称定重量，超声提取30min后，放冷，密塞，再称定重量，以相应溶剂补足减失的重量，摇匀，滤过，取续滤液，以微孔滤膜（0.45 μm）滤过，即得。将各供试品溶液注入液相色谱仪，考察不同提取溶剂对特征图谱的影响。

（3）精密度实验。

取最佳提取溶剂提取的供试品溶液10 μL，连续进样6次，计算各样品共有峰峰面积RSD%值，以考察仪器的精密度。

（4）稳定性实验

取最佳提取溶剂提取的供试品溶液10 μL，分别于0 h、2 h、4 h、6 h、8 h、12 h、24 h内进样分析，计算各样品共有峰峰面积RSD%值，以考察供试品溶液的稳定性。

（5）重复性实验。

取同一批次的样品分成6份，按"供试品溶液的制备"制成供试品溶液，注入液相色谱仪，计算各样品共有峰峰面积RSD%值，以考察方法的重复性。

4. 蒲黄生品和蒲黄炭的指纹图谱分析

将全班各组炒制的蒲黄炭样品和生蒲黄样品制成供试品溶液，分别注入液相色谱仪，将各组样品色谱图导入指纹图谱相似度软件，统计各批次实验测定数据，填入表4.6、表4.7中，并进行分析。

5. 数据统计分析

通过主成分分析和量比关系分析生蒲黄和蒲黄炭中主要的化学成分组成及各色谱峰所占有的比例，从化学成分组成上分析蒲黄炒炭存性的科学性。

表 4.6 生蒲黄各样品共有峰峰面积

峰号	峰面积			
	样品 1	样品 1	样品 3	……
1				
2				
3				
…				
RSD%				

表 4.7 蒲黄炭各样品共有峰峰面积

峰号	峰面积			
	样品 1	样品 1	样品 3	……
1				
2				
3				
…				
RSD%				

【注意事项】

(1) 学生应依据实验方案,向实验室管理部门(实验中心)提交所需试药和实验物品的清单,预订分析仪器的使用时间。

(2) 学生应按照实验方案进行实验,并做好原始记录。同时要根据实验的实际情况,及时与指导教师沟通,调整优化实验方案。

(3) 实验报告应如实反映实验结果,并按科研论文格式进行撰写。

实验三　白术麸炒工艺优选及其炮制"减酮减燥、增酯增效"科学内涵设计性实验

【实验目的】

(1) 掌握白术麸炒降低燥性的传统炮制理论。

(2) 掌握白术麸炒前后饮片中苍术酮、白术内酯等含量的测定方法。

(3) 掌握白术麸炒过程中影响其饮片质量的关键因素。

(4) 通过分组,使学生自主进行文献查阅、实验设计和研究工作,培养学生自主学习,团队合作及协作精神,培养学生动手科研的能力。

(5) 掌握文献检索及科研论文的撰写方法。

(6) 了解炮制通过改变饮片化学组成成分从而改变药性的科学内涵。

【选题思路及意义】

炮制改变药性是中药炮制的主要目的之一,药物通过炮制可更好地适应其临床主治病症。麸炒是常见的中药炮制方法之一,其主要目的是降低部分药物的刺激性,增强药物健脾消食的功效。

白术为菊科植物白术(*Atractylodes macrocephala* Koidz.)的干燥根茎。具有健脾益气、燥湿利水、止汗、安胎的功效;麸炒可缓和药性,减少对胃肠的刺激性,增强健脾和健胃的功效。传统中医理论认为白术生品有一定的燥性,生品偏于燥湿健脾,麸炒后燥湿作用减弱而增强其健脾消食的功效作用。现代实验研究表明,白术中的主要燥性成分是以苍术酮为代表的挥发油类成分,其发挥健脾功效的是以白术内酯Ⅰ、白术内酯Ⅲ为代表的内酯类成分。HPLC-UV是一种经典的仪器分析方法,适用于各类有紫外吸收的化学成分的含量测定。

白术麸炒过程中,影响饮片性状和质量的主要因素有麦麸的用量、炒制温度、炒制时间。本实验以白术内酯Ⅰ和白术内酯Ⅲ的含量为指标,通过单因素

实验及正交设计实验,采用加权评分法,旨在进一步研究其规范化的炮制工艺,为现代产业化生产提供科学依据。

大鼠排尿量、大鼠血清中胃肠激素胃泌素(GAS)、血管活性肠肽(VIP)可在一定程度上反映大鼠的脾胃功能状态,通过对白术麸炒前后大鼠体内相关生理生化指标进行测定,可为白术麸炒后的药性变化提供一定参考。

【实验要求】

(1) 全班同学以 5~6 人一组,每组均需查阅白术麸炒的相关文献,形成文献综述。

(2) 各小组同学需掌握白术麸炒的操作方法和步骤。

(3) 各小组同学均应参与实验设计,提出自己的见解。

【可供参考的实验设计】

1. 材料与动物

(1) 饮片制备。

① 生白术:取原药材,除去杂质,洗净,略润,切厚片,低温干燥。

② 麦麸、红外测温枪、炒锅等。

(2) 实验动物:SD 大鼠(体重为 180~220 g),SPF 级,雌雄各半。

(3) 实验器材:高效液相色谱仪、乙腈、酶联免疫试剂(ELISA)测试试剂盒、水浴锅,电炉等。

2. 实验方法

(1) 白术内酯 Ⅰ、白术内酯 Ⅲ、苍术酮含量测定方法。

色谱条件与系统适用性实验:以十八烷基硅烷键合硅胶为填充剂;白术内酯 Ⅰ、白术内酯 Ⅲ 的流动相为甲醇-水(60∶40),检测波长为 220 nm;苍术酮的流动相为甲醇-水(95∶5),检测波长 220 nm,其他条件相同。

对照品溶液的制备:精密称取白术内酯 Ⅰ、白术内酯 Ⅲ、苍术酮对照品适量,加甲醇分别制成每 1 mL 含白术内酯 Ⅰ 10.256 mg、白术内酯 Ⅲ 0.216 mg、苍术酮 1.951 mg 的对照品溶液。

供试品溶液的制备:取白术样品适量,粉碎,过 60 目筛,精密称定 2.00 g,

置于具塞锥形瓶中,精密加入甲醇 20 mL,称定质量,超声 30 min,放凉,称重,用甲醇补足减失质量,摇匀,静置,取上清液过 0.45 μm 滤膜,供测定。同法制备麸炒白术供试品并进行测定。

(2) 白术麸炒工艺优选。

选取麦麸用量、炒制的温度、炒制时间作为考察因素,三个因素分为三个水平,各因素水平见表 4.8。分别取白术生品 100 g,加适量麦麸,按麸炒法,进行工艺考察,优选出白术麸炒的最佳炮制工艺。A 因素为麦麸用量(g),B 因素为炒制温度(℃),C 因素为炒制时间(min)。统计各批次实验测定数据,填入表 4.9 中。

表 4.8　正交实验因素水平表

水平	A 因素	B 因素	C 因素
	麦麸用量(g)	炒制温度(℃)	炒制时间(min)
1	10	260	2
2	20	270	3
3	30	280	4

表 4.9　白术麸炒最佳工艺优选正交设计表($n=3$)

实验号	麦麸用量(g)	炒制温度(℃)	炒制时间(min)	白术内酯 I 含量(%)	白术内酯 II 含量(%)	综合评分
1	10	260	2			
2	10	270	3			
3	10	280	4			
4	20	260	3			
5	20	270	4			
6	20	280	2			
7	30	260	4			
8	30	270	2			
9	30	280	3			

（3）白术麸炒前后苍术酮、白术内酯Ⅰ、白术内酯Ⅲ含量测定。

按本实验的实验方法中的色谱条件和对照品溶液、供试品溶液制备样品进行测定。对实验结果进行统计，填入表 4.10 中。

表 4.10　生白术和麸炒白术中各化学成分含量测定结果

组别	苍术酮	白术内酯Ⅰ	白术内酯Ⅲ
生品组			
麸炒组			

（4）两种白术饮片的混悬液制备。

将白术生品和麸炒品饮片粉碎，过 120 目筛，加入药材 2 倍体积的纯净水，制成含生药 0.2 g/mL 的白术混悬液。

（5）实验动物分组。

取 SD 大鼠 30 只，随机分成 3 组，每组 10 只，分别为空白对照组（A）、生品利尿组（B）、麸炒品利尿组（C）。

（6）白术生品和麸炒品对大鼠尿量的影响。

将各组大鼠放入代谢笼中，实验前 10 h 禁食不禁水，记录 4 h 的累积尿量，白术生品和麸炒品组均按 0.02 mL/mL 给予白术生品、麸炒品混悬液。

（7）白术生品、麸炒品对脾虚大鼠血清中胃肠激素胃泌素（GAS）、血管活性肠肽（VIP）含量的影响。

① 大黄提取液的制备：取大黄生品饮片适量，加入药材 12 倍量的纯净水浸泡，煎煮 2 次，每次 10 min，过滤，合并两次提取液，浓缩成含生药 2.0 g/mL 的大黄提取液。

② 实验动物分组：取 SD 大鼠 40 只，随机分成 4 组，每组 10 只，分别为空白对照组（A）、模型组（B）、白术生品脾虚治疗组（C）、麸炒白术脾虚治疗组（D）。

③ 脾虚模型的建立：模型组、给药组按 0.02 mL/g 每日给大鼠灌服大黄水提液，空白组灌服同体积的生理盐水。15 天后给药各组动物均出现便溏、少动、毛发枯涩、消瘦即为脾虚的症状，可认为造模成功。

④ 给药：造模成功后，白术生品和炮制品组均按 0.02 mL/g 灌胃给药，

2 次/天,给药时间持续 1 周;空白组和模型组均用同等体积的生理盐水灌胃, 1 次/天。末次给药前禁水 24 h,以眼眶取血法取血 2 mL,于 10000 r/min 条件下离心 10 min,取上层清液至 EP 管中。用 ELISA 试剂盒测定血清中胃肠激素胃泌素(GAS)、血管活性肠肽(VIP)的含量。记录实验数据并填入表 4.11 中。

表 4.11 白术麸炒前后对大鼠尿量及血清中 GAS、VIP 含量的影响

组别	尿量(mL)	胃泌素(GAS)(ng/L)	血管活性肠肽(VIP)(ng/L)
空白组			
模型组			
白术生品组			
麸炒白术组			

(8) 数据统计分析。

所有实验数据均应进行统计学分析。分析白术麸炒前后苍术酮,白术内酯Ⅰ、白术内酯Ⅱ含量变化及白术生品和麸炒品对脾虚大鼠的治疗作用有无显著性差异。

【注意事项】

(1) 在进行对照品溶液配制时应按有关规定进行操作,先使对照品溶解再定容。

(2) 实验报告应如实反映实验结果,并按科研论文格式进行撰写。

第五章　中药饮片企业见习

一、见习目的

通过中药饮片企业见习,使学生掌握中药饮片生产的工艺设计、生产、包装、储存过程,增强学生对中药饮片企业在生产、质量控制、仓储等方面的感性认识;要求学生掌握常见中药饮片炮制的产业化生产过程以及中药饮片的质量判定标准,熟悉中药库房管理的相关要求,进一步深化课堂理论教学内容,培养学生理论联系实践的能力和实际工作的能力。

二、见习内容

1. 参观见习生产区

(1) 了解中药饮片企业的厂区设计(例如,厂区的选择、厂房的设计和要求、车间设计和要求等)、厂房车间布局以及厂房的安全卫生和环境保护设计要求。了解根据《药品生产质量管理规范》(GMP)要求而制定的生产工艺流程和岗位操作规程以及《中药饮片 GMP 认证检查项目》的基本要求,了解《危险化学品安全管理条例》等规定中与饮片企业的消防、安全、电力配备、污水处理等相关的理论知识。

(2) 了解中药饮片的生产过程。了解毒性中药饮片和直接口服中药饮片的生产控制情况。

(3) 重点了解各岗位的生产前准备、生产操作、质量控制及物料平衡等内容,包括中药净制、切制、炒制、炙制、煅制与蒸、煮、燀制等关键岗位单元操作技术,各种炮制方法的主要工艺流程与岗位操作规程,相关中药饮片生产的常用设备构造、性能以及操作规程、要点和注意事项。

(4) 了解中药饮片企业饮片自然干燥及人工干燥方式。

2. 参观见习仓储区

了解中药饮片企业的仓储区分类、物料管理、仓库管理、中药材及中药饮片的养护等知识。了解中药材或中药饮片的入库检验和成品出库检验方法。

3. 参观见习质量控制中心

了解企业质控中心的情况;熟悉企业质量标准制订和检验操作规程的内容;熟悉检品的取样及留样观察制度;熟悉相关仪器分析设备;熟悉检验报告的格式和正确的填写方法。掌握对检品进行杂质检查、水分测定、灰分测定、浸出物测定、有效成分测定、有毒成分测定、有害成分测定等的方法,包括原料药的品种鉴定、成品和半成品的检验操作,按照国家中药饮片标准或企业的内控标准对原料药和中药饮片的质量进行判定。

三、见习方案

见习指导教师负责拟定见习计划,选择有一定条件或具有代表性的中药饮片加工企业作为见习单位。各院校可根据教学计划并结合实际条件选择见习内容,选取必要的见习项目进行训练。见习结束后要撰写见习小结,并组织一次班级交流。

(1) 见习方式:集中到通过 GMP 认证的中药饮片企业见习。

(2) 见习时间:中药炮制课程授课期间或假期,时间为 1~2 周,有条件者可安排 1 个月。参观见习后应及时就体会、意见或建议写出报告。

参 考 文 献

［1］ 陆兔林,金传山.中药炮制学［M］.北京:中国医药科技出版社,2018.

［2］ 李永吉,彭代银.高等学校中药学类专业实验操作指南［M］.北京:中国医药科技出版
    社,2017.

［3］ 龚千锋.中药炮制学［M］.10 版.北京:中国中医药出版社,2016.

［4］ 付超美.中药炮制与药剂实验［M］.北京:科学出版社,2008.

［5］ 秦宇雯,袁玮,陆兔林,等.九华黄精的炮制工艺沿革及现代研究［J］.中草药,2018,49
    (18):4432-4438.

［6］ 廖念.多花黄精产地加工炮制及其质量标准的研究［D］.长沙:湖南中医药大学,2018.

［7］ 张婕,金传山,吴德玲,等.正交实验法优选黄精加压酒蒸工艺研究［J］.安徽中医药大学学
    报,2014,33(1):72-74.

［8］ 马俊楠.基于热分析技术的荷叶、蒲黄、藕节炒炭共性规律研究［D］.太原:山西中医学
    院,2015.

［9］ 黄一峰.基于文献、临床及实验的蒲黄生熟异用合理化的探讨［D］.南京:南京中医药大
    学,2012.

［10］ 陈佩东,孔祥鹏,李芳,等.蒲黄炒炭前后化学组分的变化及谱效相关性研究［J］.中药材,
    2012,35(8):1221-1224.

［11］ 张诚光,毕晓黎,廖小芳,等.不同产地麸炒白术指纹图谱及同时测定 3 种白术内酯成分
    含量的方法研究［J］.广东药科大学学报,2019:1-5.

［12］ 赵文龙,吴慧,单国顺,等.麸炒白术"减酮减燥,增酯增效"炮制理论的再印证［J］.中国中
    药杂志,2013,38(20):3493-3497.

［13］ 周国洪.王不留行化学成分及炮制对其影响研究［D］.北京:中国中医科学院,2016.

［14］ 周国洪,唐力英,寇真真,等.炮制对王不留行中刺桐碱及黄酮苷类成分含量及溶出率的
    影响［J］.中国实验方剂学杂志,2016(22):18-21.

［15］ 陈叶青.凉血止血药炒炭时黄酮类成分的变化规律与止血作用的相关性研究［D］.南京:
    南京中医药大学,2016.

[16] 陈鸿平,潘欢欢,张鑫,等.GC-MS 结合 AMDIS 和保留指数研究不同炮制火候麸炒白术挥发性成分动态变化规律[J].中国中药杂志,2016,41(14):2646-2651.

[17] 秦伟瀚,阳勇,李卿,等.基于 UPLC-Q-TOF-MS 法砂烫马钱子化学成分定性研究[J].中药新药与临床药理,2019,30(3):362-369.

[18] 宋艺君,郭涛,孙志强,等.响应面法优化醋延胡索微波炮制工艺研究[J].中草药,2017,48(20):4261-4267.

[19] 蒋濛.醋制对延胡索主要活性成分含量及药效学影响研究[D].武汉:湖北中医药大学,2016.

[20] 王云,张雪,麻印莲,等.熟大黄的炮制、药效及临床应用研究进展[J].中国实验方剂学杂志,2018(24):219-226.

[21] 吴育,彭晓清,姜晓燕,等.酒制对大黄中游离蒽醌在大鼠体内组织分布的影响[J].中国中药杂志,2017,42(8):1603-1608.

[22] 孟祥龙,马俊楠,崔楠楠,等.基于热分析的炉甘石煅制研究[J].中国中药杂志,2013,38(24):4303-4308.

[23] 李贵波,王欣欣,刘秀华,等.正交实验法优选黄芩炮制工艺[J].中国实验方剂学杂志,2011,17(6):36-38.

[24] 张慧,沈潇薇,姜慧洁,等.焯苦杏仁标准汤剂质量与其饮片指标成分苦杏仁苷的相关性探讨[J].中草药,2018,49(9):2063-2069.